QUANTEN HEILUNG

Entdecken Sie Ihre Heilkräfte!

Schmerzen lindern in Körper und Geist

Erfahren Sie maximales Glück und absolute Ausgeglichenheit

Quantenheilung Verstehen – Anwenden – Erfahren.

QUANTENHEILUNG: Entdecken Sie Ihre Heilkräfte!

Für Fragen und Anregungen:
support@peto-trading.com
Auflage 2020

Inhalt

Vorwort

Das Wissen darüber, dass mehr in unserem Universum existiert, als wir mit dem bloßen Auge wahrnehmen können, verbreitet sich seit vielen Jahren in einer, bislang nicht absehbar rasanten Geschwindigkeit.

Spontanheilungen chronischer Krankheiten, das Manifestieren des eigenen Traumpartners aber auch tief blickende Gegebenheiten wie die Tatsache, dass unser menschlicher Körper physikalisch betrachtet, aus einer auf unterschiedlichen Frequenzen schwingenden molekularen Zellstruktur besteht, beschreiben das Mysterium der Quantenheilung sowie der Quantenphysik.

Hierbei handelt es sich jedoch nicht, wie oftmals behauptet wird, um ein sich von übereifrig agierenden Forschern eingebildetes Placebo Phänomen.

Das Wissen über die Materie der kleinsten Teilchen unserer Welt, und deren Auswirkung, auf die in unserem Wesen Minuten für Minute aktivierten, sowohl körperlichen als auch geistigen Entwicklungsprozesse besteht schon seit mehreren Jahrtausenden.

Viele der uns heutzutage bekannten und erforschten Urvölker konnten durch ihre, noch intensive Verbindung zur Natur und der darin enthaltenen energetischen Schwingung körperliche Emotionen auslösen, welche wir heute als "Spontanheilung" bezeichnen und die von der Schulmedizin oft, mit einem leidigen Verdrehen der Augen belächelt werden.

Durch die einfache Praxis des Handauflegens oder des sich Zurückziehen in die Stille der Meditation fanden die Menschen zur richtigen Zeit die Verbindung zu Ihrem inneren Selbst, Ihrer eigenen höheren Macht und einem tieferen, damals noch nicht erforschten zellulären Urbewusstsein zurück, das es den betroffenen Personen ermöglichte, in den für Sie vorhergesehenen Zustand der Heilung, Ganzheit und Liebe zurückzufinden.

In der aktuellen Zeitqualität wird es immer wichtiger, sich auf Dinge zurückzubesinnen, die wir aktiv beeinflussen und für unser Leben positiv gestalten können.

Gesundheit, Glück und eine stabile geistige Gesundheit sind das höchste Gut unserer heutigen Zeit und sollten von jedem, der den Schritt in ein Leben voller Freiheit, Liebe und Gesundheit sucht, gewagt werden.

An welchem Punkt Ihres Lebens Sie auch stehen mögen, ob Sie den Weg aus einer angeblich unheilbaren Krankheit suchen oder Ihr Bewusstsein auf die nächste Ebene transportieren möchten, weil Sie innerlich spüren, dass es dort draußen im Universum mehr gibt, als wir bisher wahrnehmen konnten.

Dr. Yoshio Nakamura

Mit diesem Buch möchte ich Sie bei Ihren ersten Schritten auf dem Weg der Quantenheilung begleiten.

Ich möchte Sie dazu ermutigen, dass auch Sie die Fähigkeit besitzen, ein glückliches und von Gesundheit geprägtes Leben führen können, welches Sie unabhängig von äußeren Umständen in Ihrem Leben manifestieren können.

Somit wünsche ich Ihnen viel Erfolg und unerwartete Erlebnisse auf der spannenden Reise in die Welt der Quantenheilung und Ihrem Weg zu Gesundheit, Glück und tiefgreifender Heilung!

Einleitung

Die aus der hawaiianischen Huna-Methode bei uns in der westlichen Welt erschienene Entwicklung der Quantenheilung ist heutzutage für kaum jemanden mehr ein Fremdwort.
In den folgenden Kapiteln möchte ich Ihnen somit nicht nur die Ursprünge der Quantenheilung sowie der Quantenphysik im Allgemeinen näherbringen, sondern Ihnen vor allem das nötige Wissen und die entsprechenden Fähigkeiten mit an die Hand geben, diese Methode im Alltag erfolgreich anzuwenden.
Somit führt uns dieses Buch von der Geschichte der Quantenheilung über eine spannende Auseinandersetzung in Bezug auf die Grenzen der Schulmedizin bis hin zu praktischen Übungen,

die sich ohne viel Aufwand und mit viel Erfolg in Ihr Leben integrieren lassen.

Die Entwicklung eines neuen Bewusstseins

"Wenn wir uns endgültig von den begrenzenden Emotionen unserer Vergangenheit befreien, erschaffen wir ein neues Ich!"

Unsere Welt entwickelt sich seit geraumer Zeit zu einem Ort, der in der Lage zu sein scheint, immer mehr Menschen die Augen zu öffnen.
Sie erkennen zu lassen, dass kein Lebewesen auf dieser Erde, ein Opfer seiner Umstände sein muss.
Sie erkennen zu lassen, dass Sie mit der Macht Ihrer Gedanken und der damit aufgebauten, hohen energetische Frequenz dazu in der Lage sein können, die genetische Information Ihrer Zellen so zu verändern, dass Heilung möglich wird.
Dieses Bewusstsein verbreitet sich weiter und ermöglicht es einer Vielzahl, vor allem erkrankter und mit dem Leben unzufriedener Menschen, wieder Hoffnung zu schöpfen.

Es ermöglicht Ihnen zu verstehen, dass Sie selbst ganz allein die Verantwortung für Ihr Leben übernehmen können.
Dass Sie sich nicht zu einem Opfer der heutigen pharmazeutisch dominierten Gesellschaft machen müssen!

Wenn Sie dieses Buch in der Hand halten, waren oder sind Sie wahrscheinlich in einer Situation, die das Potenzial hat, Ihr Leben zu verändern. Möglicherweise verliefen zahlreiche Arztbesuche erfolglos.
Im schlimmsten Fall wurden Sie abgeschoben mit einer der folgenden Aussage:
"Sie sind chronisch erkrankt, Ihr Körper greift sich selbst an. Wenn die Medikamente nicht wirken, dann können wir Ihnen leider nicht mehr helfen".

An diesem Punkt möchte ich Ihnen, so verrückt wie es im ersten Moment klingen mag, mitteilen: "Herzlichen Glückwunsch!"

Nun haben Sie die Chance, Ihre Gesundheit selbst in die Hand zu nehmen.
Sie haben die Chance, der Schöpfer Ihrer Zukunft zu werden und Ihre Zellen so umzuprogrammieren, dass Heilung geschehen kann.
Denn nur, weil die Schulmedizin nicht mehr weiß, wie Sie in Ihrem Fall weiter pure Chemie in Ihren wertvollen Körper und die darin enthaltene Zellstruktur hineinstopfen soll, um Ihre Symptome zu lindern, heißt es nicht, dass es nicht doch ein Licht am Rande des Weges geben könnte, das Ihnen einen Weg weisen kann.

Begeben wir uns nun auf die Reise in eine Welt, die Hoffnung schenkt und möglicherweise dort helfen kann, wo der rationale Verstand aufgeben muss. In eine Welt, die mittlerweile wissenschaftlich fundiert belegen kann, dass die Welt der Quanten existiert und wir Menschen lernen können, diese ultimativen Heilkräfte unseres Körpers wieder zu aktivieren.

Wenn hinter dem Leben mehr steckt, als wir mit dem bloßen Auge sehen können

Körper und Geist sind ein nicht trennbares Konstrukt.
Und doch versuchen Wissenschaft und Pharmaindustrie seit mehreren Jahrhunderten, eine aus der Zelle isolierte Eigenschaft zu nutzen, um den menschlichen Körper zu heilen.
Dass dies jedoch nicht möglich ist, erkennen wir an der Vielzahl als chronisch erkrankte bezeichneten Patienten, die sich Ihrem Schicksal hilflos ausgeliefert fühlen.

Der Placeboeffekt

Der allseits bekannte Placeboeffekt wird von einer Großzahl der Wissenschaft selbst heutzutage noch als reine Einbildung abgetan.
Dennoch gibt es mittlerweile viele Studien, die eindeutig belegen, dass ein angebliches Medikament eine positive körperliche Reaktion im Patienten hervorrufen kann, obwohl es sich hierbei um eine Placebopille handelt.
Wie kann das sein?
Wie kann es möglich sein, dass eine einfache weiße Tablette ohne jeglichen Wirkstoff dafür sorgt, dass ein von Schmerzen geplagter Mensch am nächsten Morgen gänzlich symptomfrei aus dem Bett aufstehen kann?
Und wie kann es sein, dass ebendieser Mensch einen Noceboeffekt erleidet, wenn ihm am Ende der Studienzeit mitgeteilt wird, dass er zu der Testgruppe gehört, denen nur ein Placebo ohne jeglichen Inhaltsstoff verabreicht wurde?

Der Schlüssel dazu liegt in unserem Gehirn.
An dem Ort, wo unsere Gedanken entstehen.
Auch wenn es in unserer heutigen Gesellschaft kaum noch eine nennenswerte Verbindung zwischen unserem Geist und dem Körper gibt, da wir in großem Maße mit unserem Körper über das hinaus arbeiten, was unser Geist bereit ist, zu leisten, handelt es sich hierbei um ein universelles Gesetz, das diese zwei in uns enthaltenen Körperwelten miteinander verbindet.

Wie oft passiert es Ihnen, dass Sie morgens mit einer grandios miesepetrigen Stimmung aus dem Bett schlurfen und sich eingestehen müssen, dass Sie keine Lust mehr auf Ihr aktuelles Tagwerk haben?
Was meinen Sie, was Ihnen an diesem Tag begegnen wird?
Mit der, von Ihnen schon in der ersten Sekunde des Erwachens angenommenen inneren Lebenshaltung, mit Sicherheit keine Heiterkeit und Sonnenschein.

Ihre Gedanken bestimmen Ihr Wohlbefinden.

Ihre Gedanken erzeugen das Umfeld, welchem Sie täglich begegnen und Ihre Gedanken sind das mächtige Werkzeug, mit dem der Körper eine Möglichkeit hat, seine lang ersehnte Gesundheit wieder zurückzuerlangen.

Und auf einmal verändert sich alles

Haben Sie erst einmal verstanden, dass Sie ganz allein der Schöpfer Ihrer Realität sind, und diese Aussage nicht als absoluten Quatsch verwerfen, wird Ihre Welt nie wieder aussehen wie zuvor.

Wenn Sie erkannt haben, dass alles auf dieser Welt, sowohl der äußeren als auch unserer inneren Welt, reine Physik und somit beeinflussbar ist, dann halten Sie ein mächtiges Werkzeug in der Hand, um Ihr Leben nach Ihren ganz eigenen Vorstellungen zu gestalten.

Dennoch muss man eine klare Entscheidung treffen, ob man diesen Weg gehen will.
Denn nichts ist leichter, als einem anderen Menschen die Schuld für das eigene Unwohlsein zu geben.

Nichts ist leichter, als sich zum Opfer der äußeren Umstände zu machen und zu sagen: "Ich kann nichts dafür, dass diese Situation eingetreten ist".

Alles wird sich verändern, wenn wir beginnen, die volle Verantwortung für das zu übernehmen, was um uns herum und in unserem Leben sowie mit unserem Körper passiert.

Dennoch geht es hier nicht um das Thema Schuld!

Das Gefühl der Schuld hat im energetischen Zusammenhang eine sehr niedrig schwingende und somit destruktive Frequenz.

Sollten Sie also trotz und alledem in sich selbst einen Schuldigen suchen, werden Sie sich nicht wundern müssen, wenn Ihr Heilungsprozess stagniert.

Denn um Heilung zu erzielen, bedarf es einer hochschwingenden Gedankenstruktur, die wir ausschließlich mit Gefühlen wie Liebe, Verantwortung und Dankbarkeit in unserem Leben erzeugen können.

Sollten Sie wirklich eine Heilung Ihres Körpers anstreben, ist es unumgänglich, uns vom Außen ins Innen zu wenden.

Das was um Sie herum passiert, ist immer nur der Spiegel dessen, was in Ihrem Geist vorgeht.

Sind Sie sich dessen bewusst, wird es Ihnen leichter fallen zu akzeptieren, dass Sie den Schlüssel zu Ihrem Glück und der Heilung schon immer in der Hand hatten und ihn jetzt aktiv in Ihr Leben integrieren können.

Beginnt man erst einmal, sich mit der eigenen Gedankenwelt auseinanderzusetzen und dort Licht hineinzubringen, wo vorher die Dunkelheit herrschte, erkennt man Seiten an sich, die man mit Sicherheit aus gutem Grund so lange sehr tief in dem eigenen Gedankenkeller vergraben hat.

Doch hat man erst einmal die erstaunliche Wirkung der Gedanken, der Schwingung und somit der Quantenheilung am eigenen Leib erfahren dürfen, wird sich alles verändern.

Teil 1: Einstieg in die Quantenheilung

Einleitung: Was Sie in diesem Kapitel erwartet

In diesem ersten Kapitel schaffen wir die Grundlage über das Wissen der Welt der Quanten. Aus dem gleichen Grund, weshalb man ein Haus auf einem stabilen Fundament bauen muss, möchte ich Sie deshalb zunächst in ein wenig fundamentales Wissen über die Quantenheilung einführen.

Sie erhalten einen kleinen Einblick in die Entstehungsgeschichte der Quantenheilung sowie auf welchen Grundlagen sie basiert.

Des Weiteren beschäftigen wir uns in diesem Kapitel mit dem spannenden Thema der Schulmedizin aus Sicht der universellen Heilungsmethode und warum genau unser Bewusstsein eine solch zentrale Rolle in diesem Bereich spielt.

Ein Einblick in die Geschichte der Quantenheilung

Bei einem Blick auf die Entstehungsgeschichte der energetischen Heilmethode, welche uns aus der heutigen Sicht als Quantenheilung bekannt geworden ist, wird deutlich, dass es sich hierbei um eine schon vor mehr als drei Jahrtausenden fest verwurzelte Behandlungsmethode handelt, die nach und nach nicht nur in Vergessenheit geraten ist, sondern möglicherweise auch von der Wissenschaft und Pharmaindustrie erfolgreich verdrängt wurde.

Die uns heute als Quantenheilung bekannte Methode wurzelt in einem traditionsreichen Heilverfahren der Kahuna.
Unter den Einwohnern des polynesischen Landes war diese energetische Heilmethode unter dem Namen "Kahi" bekannt, was in der Übersetzung so viel bedeutet wie "die magische Berührung.

Aus diesem Fundament heraus wurde die bekannte Zweipunktmethode der Quantenheilung entwickelt, die sich als eine der effektivsten Heilwege in diesem Bereich herausstellen konnte.

Nach der Wiederentdeckung dieser alternativen Heilmethode durch den US-amerikanischen Chiropraktiker Frank Kinslow in den 1980er-Jahren, erfuhr die Welt der Quanten einen ganz eigenen und besonderen Aufstieg in unseren Alltag.

Doch nicht nur das Volk der Kahuna verfügte über eine ganz spezielle Methode um Körper, Geist und Seele wieder in einen Einklang zu bringen.
Jedes der uns heutzutage bekannten Urvölker wusste über die universellen Energien und der Ihnen innewohnenden Kraft.
Auch wussten sie über die negativen Auswirkungen einer sich nicht im Einklang mit der Natur und dem eigenen Rhythmus befindenden Menschen.

Für die Urvölker war es schon immer ersichtlich, dass ein aus dem Gleichgewicht geratenes Energiesystem auf kurz oder lang geistige und körperliche Symptome zutage führen wird.
Daher haben Sie sich ihrer noch sehr feinfühligen und sensiblen Sinne ermächtigt, und mithilfe der in unserem Körper vorhanden Energieströme, um ein aus dem Gleichgewicht geratenes System wieder in die Balance zu führen.

Was ist Quantenheilung und wie funktioniert sie?

Kommen wir nun zu den Grundlagen der Quantenheilung.
Wir machen einen kurzen Abstecher in die Wissenschaft, damit Sie das nötige physikalische Hintergrundwissen für die darauffolgenden Inhalte haben.
Nach der wissenschaftlichen Sequenz kommen wir zu den wichtigsten Grundlagen, die uns eine Basis für alle weiteren Inhalte schaffen. Hier erlangen Sie vor allem ein Grundverständnis für den allgemeinen Ansatz auf dem die Quantenheilung basiert.

Ein Abstecher in die Wissenschaft

Die Quantenheilung ist entstanden, damit der Mensch etwas Greifbares in einer Welt der vollkommenen Immaterialität finden kann.

Noch heute lassen sich die Theorien und praktischen Erfahrungen der Quantenheilung nur schwer in Worte fassen und dennoch, hat man mit der Erforschung der Quantenwelt in der Quantenphysik einen Weg geebnet, der vor allem Menschen einen Einblick ermöglichen kann, die eine Erfahrung schwarz auf weiß bestätigt brauchen.

Der Begriff der Quanten entstand erst recht spät in unserer wissenschaftlichen Welt.

Ab einem bestimmten Zeitalter gewann die Wissenschaft, im Gegenzug zu der Religion, immer mehr an Macht und Glauben und

erforschte die Gegebenheiten der Welt und des Universums bis ins kleinste Detail.
Stück für Stück drangen die Wissenschaftler immer tiefer in die Materie vor.

Dachte man im alten Griechenland noch, das Atom sei der kleinste Baustein unserer Materie, entdeckte man im Laufe der vielen Forschungsjahre immer weitere, immer kleinere Teilchen.

Des Weiteren musste man sich eingestehen, dass in den immer kleiner werdenden Teilchen der Materie, völlig andere Naturgesetze wirksam wurden und man diese Neue Welt, nicht mehr nach dem Regeln der bisher klassischen, mechanischen sowie vorhersehbaren Physik erklären konnte.

Dies war die Geburtsstunde der uns heute bekannten Quantenphysik und Quantenmechanik, welche das Verhalten der subatomaren und atomaren uns unsichtbaren Welt beschreibt.

Heutzutage gibt es mehrere verschiedene Formen der Quanten:

- In Form von Licht sprechen wir von einem Photon.
- In Bezug auf die Schwerkraft von einem Graviton.
- Im Falle des Magnetismus von einem Elektron.

Eines haben all diese Quanten der Definition nach jedoch gemeinsam:
Es sind, wie schon erwähnt, die kleinsten energetischen Teile oder auch Energieträger in Ihrem Medium, die dafür zuständig sind, verschiedene Wechselwirkungen wie z. B. die Übertragung von Energie zu gewährleisten.

In der Welt der Quanten spielt Zeit und Ort beispielsweise eine sehr untergeordnete Rolle.

QUANTENHEILUNG

Während der Erforschung der kleinsten in unserer Welt existierenden Materie wurde den Wissenschaftlern bewusst, dass aufgrund dieser Quantenteilchen, unvorstellbare energetische Zusammenhänge zwischen der Vergangenheit, Zukunft aber auch der Existenz der Menschen und Ihrer Gedanken existieren müssen.

Denn nachdem man einige Phänomene nicht mehr rational erklären konnte, ließ sich ein Leitsatz der Quantenheilung festhalten:

"Alles ist mit allem verbunden."

Die Basis der Quantenheilung

Klingt sehr esoterisch, nicht wahr?

Dadurch, dass die uns bekannte Wissenschaft die vielen Phänomene der Quantenteilchen kaum erklären kann, wird die Heilung auf der strukturell kleinsten Zellebene gerne in die "Hokuspokus" Schublade geschoben.

Dennoch erkennen mehr und mehr Menschen wie auch Wissenschaftler, dass die Quantenheilung in Zukunft ein fester Bestandteil unserer Alternativmedizin sein wird.

Die Basis der Quantenheilung beruht auf der ganzheitlichen Betrachtungsweise des menschlichen Körpers.
Sie beruht auf der, wie schon erwähnten quantenphysischen Annahme, dass alle Materie auf unserem Planeten in seiner kleinsten Form miteinander verbunden ist.

In diesem Fall verstehen wir darunter die Verbindung der Erkenntnisse aus Spiritualität und der modernen Wissenschaft.

Das Geheimnis der Quantenheilung findet sich jedoch in dem Leerraum zwischen unseren Gedanken.
In dieser Lücke finden wir das reine Bewusstsein und ein ganz bestimmtes Gefühl des Wohlbefindens.

Diesen Moment der Stille unserer Gedanken zu erreichen und auszudehnen, stellt den Schlüssel zu unserer Heilung und der damit in uns liegenden Schöpferkraft dar.

Praktisch lassen sich die unterschiedlichen Methoden, auf die wir im weiteren Verlaufe des Buchs eingehen werden, entweder mit sanfter Berührung oder aber auch ohne direkten Kontakt zu einem Menschen ausführen.

Des Weiteren besteht die Möglichkeit, sich selbst mit den Heilkräften zu behandeln.

Letztendlich geht es darum, aus der Harmonie gerissene Teilchen unserer Zellen wieder auf die für sie vorhergesehene Schwingung zu leiten.

Bei einer Krankheit handelt es sich nämlich um nichts mehr als ein aus seiner natürlichen Frequenz geratenen Zellstruktur.
Wenn diese Zellstruktur mithilfe von hochschwingenden Fremdenergien oder der eigenen Gedankenkraft, die eine ebenso intensive Wirkung auf den Körper und die restlichen Zellen haben kann, nun auf Ihre ursprüngliche Welle zurückgeführt wird, kann Heilung entstehen.

Die Quantenphysik als Grundlage

Dies erklärt eine der für die Wissenschaft atemberaubendste und unerklärlichste Eigenschaft der Quanten:
Sie sind sowohl Teilchen aus auch Welle zugleich.

Ein klassisches Teilchen besitzt ausschließlich die Fähigkeit, sich zu einem gewissen Zeitpunkt an ausschließlich einem fest vorgegebenen Ort aufzuhalten.
An diesem Ort entfaltet es seine volle Wirkung mit seiner gesamten Energie.

Eine klassische Welle hingegen breitet sich jedoch in periodischen Schwingungen in Raum und Zeit aus.
Somit können Wellen an mehreren Orten gleichzeitig in unterschiedlich starker Frequenz wirken.

Das sind die bisher wissenschaftlichen Annahmen der klassischen Physik.

Da sich ebendiese klassische Wissenschaft den Umstand nicht erklären konnte, wie es sein kann, dass ein Quant sowohl im Hier und Jetzt als auch an unterschiedlichen Orten in variierender Stärke wirken kann, entwickelte sich mit dem entdeckten Potenzial die wissenschaftliche Welt der Quantenphysik.

Diese Kombination aus Teilchen und Welle bildet ein um die Zelle herum schwingendes biologisches Energiefeld, welches auch unter dem Begriff des morphogenetischen Feldes bekannt ist. Innerhalb dieses Feldes, welches aus mehreren Schichten besteht, speichern sich Milliarden von Informationen ab.

Diese Matrix ist in dauerhafter Bewegung.

Das eine Feld durchdringt ein anderes und letztendlich setzt sich das stärkste und aggressivste energetische Feld durch und beeinflusst das gesamte es umgebende Feld.

Diese starken morphogenetischen Felder nennen wir auch formgebende Felder.

Wenn gesagt wird, dass ALLES von einem morphogenetischen Feld umgeben ist, dann ist damit jede Zelle unserer gesamten Erde, aber auch unseres menschlichen, physischen und geistigen Körpers gemeint.

In Bezug auf die Quantenheilung spielen hier vor allem unsere Gedanken eine ausschlaggebende Rolle.

Alle Erfahrungen, die unser Geist aufnimmt und in Emotionen umwandelt, werden von unserer Matrix aufgenommen und bewertet.

In der Regel hat auch das stärkste Feld, den größten Einfluss auf die Bildung unserer Meinung und daraus resultierenden Überzeugungen.

Wo ein Mensch vor Freude strahlt, wenn sein Hund ihn beim Öffnen der Tür anspringt, weil er es mit dem Gefühl der Liebe verbinden kann, da seins stärkstes morphogenetisches Feld, das der Liebe ist, kann eine andere Person mit Wut reagieren, weil sich hier die stärkste Matrix in einem destruktiven Verhaltensmuster ausbreiten konnte und viele weitere energetische Felder im Körper damit "infiziert" hat.

Die Auswirkung der Matrix auf unsere Gesundheit

Durch die wissenschaftliche Erforschung des morphogenetischen Feldes weiß man, dass Informationen jeglicher Art über feinstoffliche Energien transportiert werden.

Die Energie, die Angst erzeugt, schwingt auf einer sehr niedrigen Frequenz und ist extrem stark.
Viele Massenhysterien, aber auch die Verbreitung von Angst über die Medien, bestätigen dieses Beispiel.

Krebs, MS aber auch Autoimmunkrankheiten, die sich heutzutage in rasantem Tempo ohne einen potenziellen Bakteriellen oder viralen Erreger ausbreiten, stellen die Medizin vor ein Feld vieler Fragen.

Hier gibt es quantenphysisch gesehen eine mögliche Erklärung:

Durch den immer schneller werdenden Austausch niedrigfrequent schwingender Energie manifestieren sich Krankheitsbilder in den morphogenetischen Feldern, werden zur drohenden Gefahr und schließlich als Realität wahrgenommen.
Ein weiteres universelles energetisches Gesetz erklärt Folgendes:

"Gleiches zieht Gleiches an!"

Im Bereich der Quantenphysik und der damit verbundenen manifestierten Krankheit bedeutet es, dass die niedrig schwingende negative Emotion eine Matrix erzeugt hat, die sich von der ebenso niedrig schwingenden Angst eines Menschen ernährt und dadurch einen Zugriff auf die Zellstruktur des Körpers erhält und sich dort letztendlich zu einer Krankheit manifestiert.

Da auch die einzelnen Organe in vielen Jahrtausenden alten Heilpraktiken gewissen Emotionen zugeordnet worden, ist es somit kein

Wunder, dass sich die Trauer in einer Lungenkrankheit manifestiert oder die Wut in einem Magengeschwür enden kann.

Grundannahmen der Quantenheilung

Nachdem wir uns mit den wissenschaftlichen und physikalischen Grundlagen beschäftigt haben, geht es nun darum zu erkennen, welche Glaubenssätze der Welt der Quanten zugrunde liegen.

1. <u>*"Alles ist mit allem verbunden!"*</u>

   Wie schon in dem vorherigen Kapitel erwähnt ist dies die Grundlage der Quantenheilung.

   Schon Einstein behauptete, dass Zeit und Raum eine reine Illusion des Bewusstseins sind. Alles in unserem Universum besteht aus der oben erklärten, physisch energetischen Schwingung.

   Wenn etwas auf einer gleichen Frequenz schwingt wie ein zweites Teilchen, gehen beide eine Verbindung miteinander ein.

   Aus diesem Grund ist es durchaus möglich, einen Heilungserfolg mithilfe einer Methode zu erzielen, die aus der Entfernung wirken soll. Wie sonst sollte man sich außerdem erklären, dass eine Mutter in der Nacht unter Bauchschmerzen wach wird, während Ihre Tochter gerade aufgrund einer Not – OP im Krankenhaus liegt?

Hinter dieser scheinbar feinen Aussage steht eine mächtige Erkenntnis:

Was auch immer ich Dir tue, tue ich mir selber. Wenn ich Dich liebe, liebe ich mich selbst. Wenn ich wütend auf Dich bin, bin ich eigentlich wütend auf mich.

Wünsche ich Dir Krankheit, erfahre ich sie im schlimmsten Falle selbst.

Nicht ohne Grund bedeutet das Wort Emotion, wenn man es näher betrachtet "e – Motion" und somit so viel wie: Energie in Bewegung. Jede unserer Emotionen besitzt eine eigene Schwingung und eine eigene Frequenz.

Im Folgenden finden Sie einen kurzen Überblick über negative Emotionen und Ihre Schwingung:

- Schmerz – von 0,1 bis 2 Hz
- Angst – von 0,2 bis 2,2 Hz
- Ärger/ Wut – von 0,6 bis 3,3 Hz
- Entzündliche Prozesse – von 0,9 bis 3,8 Hz
- Innere Unordnung - 0,6 bis 1,9 Hz
- Erhöhte Temperatur -0,9 Hz
- Stolz -0,8 Hz
- Einsamkeit - 1,5 Hz
- Überlegenheitsgefühl - 1,9 Hz

Im Vergleich hierzu finden Sie die positiven Emotionen und Ihre Frequenz:

- Großzügigkeit - 95 Hz
- Dankbarkeit - 45 Hz
- Dankbarkeit von Herzen - 140 Hz und mehr
- Wertschätzung - 144 Hz und mehr

Es ist ein spannendes Phänomen, das eine hohe Frequenz eine niedrigfrequente Schwingung überschreiben oder auslöschen kann.
In diesem Fall sind positive Emotionen dazu in der Lage, niedrigfrequente Krankheiten zu überschreiben.
Unabhängig von der augenscheinlichen Entfernung zweier Individuen.

2. *Alles ist Licht und Information*

Wie bereits beschrieben handelt es sich bei den Teilchen des Lichts, den sogenannten Photonen um eine Form der Quanten.

Denn auch die Photonen weisen nach jahrelanger Forschung unterschiedlicher Wissenschaftler, u. a. James Clerk Maxwell und Albert Einstein, die besondere Eigenschaft auf, dass sie, im physikalischen Sinne, sowohl Teilchen als auch Welle darstellen.

Somit gibt es keine Lichtteilchen oder Lichtwellen, sondern nur ein elektromagnetisches Feld, eine Matrix, die sich auf verschiedene Art und Weise verändern und mit seiner Umgebung in einer Wechselwirkung aktiv werden kann.

Dadurch, dass in jedem Quant eine eigene Schwingung vorherrscht und diese Schwingung mit unseren Emotionen und physischen Zuständen in einen kohärenten Zustand gehen kann, lässt sich darauf schlussfolgern, dass die kleinen Teilchen Überträger von Informationen darstellen.

Auch über die Entfernungen können Quanten Informationen weiterleiten.
Dieser Effekt nennt sich "Lichtlokalität" oder auch Verschränkung.
Das damals von Albert Einstein als "spukhafte Fernwirkung" bezeichnete Phänomen wurde im Jahre 2010 an der Giffith University näher beleuchtet und letztendlich entschlüsselt.
Bei der sogenannten "Beschränkung" sind zwei Teilchen, die ehemals ein Paar waren, auch nach Ihrer räumlichen Trennung weiterhin miteinander verbunden.
Die Messungen an dem einen Teilchen wirken sich unmittelbar und ohne Zeitverzögerung auf den Zustand des anderen aus.

3. *Die Energie folgt der Aufmerksamkeit*

Aus diesem einfachen Grund ist es immens wichtig, darauf zu achten, dass man sich nicht von seinen Gedanken lenken lässt, sondern ganz bewusst die Gedanken und damit verbundene Energie in eine positive Richtung steuert.

Während Sie sich zum Beispiel viel zu lange Gedanken über eine Situation machen, die Ihnen auf den Magen geschlagen ist, wird genau diese Art und Weise den Fokus auszurichten dafür sorgen, dass Sie auch die nächsten 3 Tage Magenschmerzen haben werden.

Eine Sache wird größer, je mehr Beachtung wir Ihr schenken.

Im Übrigen ist dies auch ein wunderbares Ablenkungsmanöver der Politik, wenn es darum geht, den Menschen vom Wesentlichen abzulenken.

Es wird über die Medien Ärger und Angst gestreut, damit Sie sich nicht mehr mit dem beschäftigen, was eigentlich im Fokus stehen sollte.

Ein wichtiger Punkt in diesem Bereich ist, dass Sie Ihre Gedanken auf das Positive in Ihrem Leben ausrichten.

Auch, wenn es scheinbar kaum etwas geben mag.

Diesen Anschein macht Ihr Leben nur, weil Sie sich selbst, Ihre Energie und die damit einhergehenden Gedanken darauf programmiert haben, dass es in Ihrem Leben nichts gibt worüber Sie sich freuen können.

4. *Das eigene Bewusstsein erzeugt eine neue Realität*

Sie sind der Schöpfer Ihrer eigenen Realität!

Und hier geht es nicht primär darum, was Sie denken, sondern auch um den Cofaktor der Emotionen.

Ein Gedanke wird zur Emotion und formt anschließend die Materie.

Aus diesem Grund sollten Sie sich auch darüber bewusst sein, mit welchen Situationen Sie sich in Ihrem Alltag umgeben und welche Gedankenmuster diese Situationen in Ihnen erzeugen.

Welche Emotionen hervorgerufen werden und in welches immer gleiche Hamsterrad Sie gegebenenfalls tagtäglich erneut steigen, dass Sie in immer dem gleichen traurigen Sumpf aus Gewohnheiten hält.

Unser Unterbewusstsein ist in diesem Fall die ausschlaggebende Organisationszentrale der Erschaffung unserer Realität.
Unser Unterbewusstsein kann nämlich nicht entscheiden, ob die ihm angebotenen Signale unseren Körper und Geist betreffen oder einen uns nahestehenden Freund.
Des Weiteren kann das Unterbewusstsein auch nicht zwischen einem Gedanken und einer selbst gemachten aktiven Erfahrung unterscheiden.
Viele Experimente konnten mittlerweile Beweise für diese Grundannahmen hervorbringen.
In einer Studie wurde z. B. eine Testgruppe dazu aufgefordert, ein gewisses Klavierstück spielen zu lernen.
Die zweite Gruppe erhielt die gleiche Aufgabe, lediglich mit dem Unterschied, dass Sie die Abfolge der Melodie in einer rein gedanklichen Übungssequenz Tag für Tag wiederholen sollten.

Am Ende der Studie konnte erstaunlicherweise festgestellt werden, dass nicht nur die aktiv, am Klavier übenden Teilnehmer, das Stück beherrschten, sondern auch die lediglich in Gedanken trainierten Testpersonen ein hervorragendes Ergebnis präsentieren konnten.
Und diese, lange Zeit unerkannte Fähigkeit unserer Gedankenkraft sollten wir uns bewusst und zunutze machen, wenn es darum geht, uns ein Leben zu erschaffen, das wir mit Freude und Leichtigkeit genießen können.

5. *Sie haben immer einen Einfluss auf das Geschehen*

Resultierend aus den vorherigen Grundannahmen lässt sich somit schlussfolgern, dass Sie niemals das Opfer einer in Ihrem Leben auftauchenden Situation sind.

Wenn Sie selbst mit Ihren Gedanken Ihre eigene subjektive Realität erschaffen, dann liegt es ganz in Ihrer Verantwortung, was sich in Ihrem Leben ereignet.

Sie können einen regnerischen Tag als Fluch oder Segen sehen.
Sie haben die Möglichkeit in der Kündigung Ihres Jobs eine Chance auf ein Neues, endlich zu Ihnen passendes Leben zu erkennen oder sich voller Selbstzweifel in Ihrem Bett verkriechen.
Eines steht jedoch im universellen Stein gemeißelt:
Ganz egal was Sie von der Welt erwarten, Sie werden immer recht behalten.
In Bezug auf die uns mittlerweile bekannten Quantenteilchen bedeutet es nichts mehr, als dass sich die Quantenteilchen im Außen (der Umwelt) an die Quantenteilchen in Ihrem Innen (der Gedanken- und Emotionswelt) anpassen werden.
Hierbei handelt es sich ganz einfach um ein in der Quantenphysik erforschtes universelles Naturgesetz.
Daher sollte es unsere Pflicht sein, aus reiner Selbstliebe und Selbstverantwortung dem

eigenen Wesen gegenüber, von diesem Phänomen Gebrauch zu machen.

Dennoch muss beachtet werden, dass eine energetische Veränderung des Innen noch unbedingt im darauffolgenden Moment eine Veränderung im Außen bedingt.

Die Gesetze des Universums sind und bleiben teilweise unergründlich und somit kann eine veränderte energetische Einstellung in unserem Selbst eine gewisse Zeit benötigen, um die zu ihm passende Struktur im Außen zu verändern!

Daher ist es wichtig, in Geduld und Liebe zu dem Prozess zu stehen, den man durchlebt und nicht nach einem guten Tag intensiv spiritueller Heilungspraxis die Flinte ins Korn zu werfen.

6. *Quantenheilung als Lebenseinstellung*

Betrachtet man die vorangegangenen Punkte der Thematik, lässt sich feststellen, dass es sich hierbei nicht darum handelt, eine reine Symptomfreiheit zu erzielen und sich somit

mit der Methodik der Schulmedizin zu verbinden. Die Thematik der Quantenheilung bewegt sich durchaus im alternativmedizinischen Bereich, vor allem wenn es sich um eine Anwendung mithilfe eines erfahrenen Energetikers handelt. Ein Zitat von Wolfgram von Eschenbach beschreibt diesen Sachverhalt sehr eindrücklich:
"Heilung bedeutet, dass der Mensch erfährt, was ihn trägt, wenn alles andere aufhört, ihn zu tragen."
Sollten Sie selbst von einer Krankheit in kleinem, aber auch in chronischem Ausmaß betroffen sein, durften Sie mit Sicherheit des Öfteren in Ihrem Leben feststellen, dass sich das Gefühl in Ihnen breitmachte, den Halt zu verlieren.
Das Vertrauen in den eigenen Körper und die Macht über ihn zu verlieren.
Dies liegt ganz einfach daran, dass wir von unserer neu modernen medizinischen Gesellschaft ein falsches Bild über unser

Dasein als menschliches Wesen von Kindesbeinen an beigebracht bekommen haben.

Die Quantenheilung ist somit nicht nur eine einfache weitere Heilmethode, die einmal angewandt all Ihre Probleme beiseite fegt. Natürlich gibt es viele Fälle, vor allem unter Zuhilfenahme eines erfahrenen Quantenheilers, die über eine Form der Spontanheilung berichten.

Dennoch lege ich Ihnen ans Herz, die energetische Arbeit mit sich selbst, das bewusste Erleben und Ausrichten der eigenen Gedankenwelt und somit der Erschaffung einer anhaltenden und nachhaltigen Besserung der körperlichen Gesundheit, als ein Lebensprojekt zu sehen, das Ihnen jeden Tag aufs Neue bestätigt, dass Sie auf dem richtigen Weg sind, auch die nächsten 100 Jahren, in dem für jeden Menschen vorhergesehenen Zustand des Glücks und der Ganzheit mit dem Universum zu leben.

Quantenheilung und Ihr Einsatz bei Krankheiten

Da es sich bei der Thematik der Quantenheilung, wie wir im vorherigen Kapitel erfahren haben, nicht nur um eine One-Minute-Healing-Methode handelt, sondern um die ganzheitliche Neuausrichtung der eigenen Sichtweise auf das gesamte Leben, geht es natürlich nicht nur darum, in Ihrem Umfeld eine positive Schwingung zu erzeugen und somit Freude, Glück, Liebe sowie Ihre langersehnten Wünsche in Ihrem Leben zu manifestieren, sondern vor allen Dingen in erster Linie auch, ein von Gesundheit erfülltes Leben führen zu dürfen.

Frei zu sein von Krankheit und all Ihren Begleiterscheinungen wie Müdigkeit, Lustlosigkeit, Depression aber auch den kleinen Wehwehchen wie Kopfschmerzen und Muskelkater.

Je nach Relevanz der eigentlichen Thematik und des Lebensthemas, das bearbeitet werden soll, wirkt es auf unterschiedliche Ebenen des menschlichen Energiekörpers ein.

Da unser physischer Körper, wie Sie schon gelernt haben, nur einer Manifestation von Energie entspricht, zeigen sich den Energiekörper belastende Lebensthemen in Form von körperlichen und seelischen Symptomen und Krankheiten.

Die universelle Lebensenergie

Machen wir einen kleinen Abstecher in die Vergangenheit, können wir erkennen, dass das Wissen über die Prinzipien des menschlichen Energiekörpers in vielen Kulturen angewandt wurde.

Schon im alten China stand im Mittelpunkt des Denkens über die Natur die Verbindung zu einer universellen Lebenskraft, auch als Chi gezeichnet, die alles im Universum Bestehende durchströmt.

Diese Lebenskraft, die Grundlage allen Leben, ist ein sich in ständiger Bewegung und Veränderung befindender Energiefluss.
Jede Verlangsamung oder sogar Stagnation führt zu einer Störung der physischen, aber auch geistigen Lebensvorgänge.

Diese Grundannahme der alten traditionellen chinesischen Medizin geht bis zu einer gewissen

Zeit, weit über die westlichen physikalischen Erkenntnisse hinaus.

Doch als man auch hier begann, sich mit der Energiematerie auseinanderzusetzen und erkannte, dass die in der TCM genannte Lebensenergie unser heutiges, sich im Körper befindenden Quantenpotenzials beschrieb, konnte man genauere Zusammenhänge herstellen.

Der Zusammenhang der Organe mit der Körperenergie

Damit die Energie in unserem Körper im Fluss bleiben kann, werden gewisse Leitbahnen benötigt.

Hierbei handelt es sich um die sogenannten Meridiane.

Durch diese 12 Energieleitbahnen bewegen sich die Quantenkörperchen in ständigem Wandel durch unseren Körper und sorgen dafür, dass unsere Organe, aber auch die einzelnen uns umgebenen Energiekörper, mit der Lebensenergie versorgt werden.
Kommt der Energiefluss ins Stocken, können die Organe nicht mehr mit ausreichend Lebensenergie versorgt werden.
Die Folgen dieser unterbrochenen Lebensenergie werden von einer Vielzahl an Krankheiten dargestellt.

Mithilfe der Quantenheilung ist es möglich, diesen blockierten Energiefluss wieder zu öffnen. In diesem Fall lösen sich dann entweder schlagartig oder auch erst nach einer gewissen Zeit, die sich physisch manifestierten Krankheiten.

Doch nicht nur im Bereich der körperlichen Manifestation destruktiver Energiemuster kann die Quantenheilung einen Weg in eine neue Richtung aufzeigen.
Auch in anderen Lebensbereichen kann es durchaus hilfreich sein, sich die energetische Kraft zu Hilfe zu nehmen:

1. Finanzielle Belastung
2. Beziehungsprobleme
3. Berufliche Unzufriedenheit
4. Allgemeine Wunscherfüllung

Die Wurzel einer Krankheit erkennen

Wenn es darum geht zu erfahren, wie ein körperliches Symptom in uns entstehen kann, müssen Sie sich noch einmal das zugrunde liegende Prinzip verinnerlichen, dass unsere Gedanken und unsere Realität erschaffen.

Sowohl die Positive als auch die Destruktive.

Sie müssen verstehen, dass Sie mit jedem Gedanken, den Sie denken eine entweder positive oder negative energetische Kraft in Ihren Zellen aktivieren.

Trainieren Sie Ihre Zellen nur lange genug auf dieses Energiemuster, werden Sie sich über kurz oder lang an die von Ihnen erdachte Wirklichkeit anpassen.

So wie Sie selbst mit Ihrer reinen Gedankenkraft einen Placeboeffekt entstehen lassen können, ist das entstehen lassen eines körperlichen Unwohlseins das genaue Gegenteil: der Noceboeffekt.

Dieser kann sich schon manifestieren, wenn Sie nur regelmäßig genug morgens mit folgender Grundeinstellung in den Tag starten:

"Ich habe keine Lust auf meine Arbeit."

Ihre gesamte schöpferische Gedankenkraft ist von Beginn des Tages an darauf ausgelegt.
Sie senden energetische Impulse in das Universum getreu dem Motto: Ich will nicht mehr arbeiten!

Da das Universum eine Verneinung jedoch nicht wahrnehmen kann, werden Sie mit genau dem, worauf Sie Ihre Gedanken und damit Ihre Aufmerksamkeit und damit schlussendlich Ihre

schöpferische Kraft lenken, "beschenkt": mit mehr Arbeit.
So drehen Sie sich Tag für Tag in einem Teufelskreis aus negativen Gedanken und der daraus resultierenden eigentlich unerwünschten Realität.

Doch wie entsteht nun daraus eine körperlich manifestierte Krankheit?
Im Prinzip ist das laut der Quantenphysik sehr einfach zu erklären.
Dieser destruktive Gedanke, den Sie sich jeden Morgen wieder ins Gedächtnis rufen, schwingt auf einer bestimmten Frequenz.
Wie in dem vorherigen Kapitel aufgezeigt, haben gewissen Emotionen eine genau definierte eigenen Schwingung.

Da Sie in den Grundannahmen der Quantenheilung gelernt haben, dass "Alles ein" ist, und es genau genommen das Prinzip der Trennung in der Welt der Quanten nicht gibt, ist es nur eine logische Schlussfolgerung, dass sich alle Zellen in Ihrem Körper an diese niedrig schwingende Gedankenfrequenz anpassen.

Doch nur ein hochschwingender Organismus ist gesund.

Durch die niedrige Schwingung Ihrer Zellen blockieren sich die Energiekanäle im Körper.
Es entsteht ein körperliches Symptom.

Haben wir nun den grundlegenden Ursprung einer Erkrankung erkannt, können wir damit beginnen, die Verantwortung für unsere eigene Genesung zu übernehmen und im ersten Schritt damit zu beginnen etwas genauer zu betrachten, wie und was wir zu welcher Zeit des Tages denken.

Denn vergessen Sie nicht: Ihre Gedanken sind die Nahrung der Zelle!

Co Faktoren einer Erkrankung

Es ist durchaus wichtig zu erwähnen, dass nicht nur unsere reine Gedankenkraft dazu in der Lage ist, unseren Körper auf Grundlage der Quantentheorie zu heilen.

Egal wie positiv wir über einen Big Mac sinnieren möchten, dieses Nahrungsmittel wird de facto vieles in unserem Körper zerstören.
In diesem Fall hilft auch die Macht der Gedanken nur bedingt weiter.

Die Ernährung:
Was wir über unsere Lebensmittel in uns aufnehmen, spielt dennoch eine immens wichtige Rolle, wenn es darum geht unseren physischen aber auch den energetischen Körper gesund und vital zu halten.
Denn so wie jeder Gedanke und jede Krankheit auf einer ganz eigenen Frequenz schwingt, besitzt

auch jede Zelle eines Nahrungsmittels eine ganz eigene und individuelle Schwingung.

Je nachdem wie das Stück Obst oder Gemüse angepflanzt und aufgezogen wurde, welchen Transportweg es hinter sich hat und wie natürlich ausgelegt die Lagerung organisiert werden konnte, nimmt ein Lebensmittel eine gewisse Lebensenergie auf, die entweder Fluch oder Segen für den Körper darstellen kann.

Nicht ohne Grund ist das im eigenen Garten angepflanzte Obst und Gemüse vital und nährstoffreicher.

Die von ihm aufgenommene Sonnen- und Erdenergie und die damit verbundene Schwingung nehmen wir mit jedem Bissen in uns auf.

Und da Sie in den Grundannahmen der Quantenheilung gelernt haben, dass jede Zelle aus Licht und Information besteht, schließt sich nun der Kreis, warum wir von gewissen Lebensmitteln (die diesen Namen aus diesem Grund leider häufig nicht verdient haben) müde und depressiv werden und nach dem Verzehr von anderen wiederum vital und leicht durch den Tag springen können.

"Du bist, was du isst!"

hat letztendlich nicht unbedingt nur etwas mit einer Gewichtszunahme oder einer ernährungsbedingten Erkrankung des physischen Systems zu tun.
Es dreht sich letztendlich und grundlegend viel mehr um die von uns mit dem Lebensmittel aufgenommene energetische Zellstruktur, die sich auf die in unserem Körper vorhandene Frequenz auswirkt.
Nehmen wir z. B. zu viel Fleisch zu uns, welches aus einer Massentierhaltung stammt, sind die Informationen die dieses "Lebensmittel" mit sich bringt geprägt von Angst, Leid und Panik.
Es ist kein Wunder, dass, wenn wir diese zelluläre Information in uns aufnehmen, ebendiese Gefühle auch in uns ein zu Hause finden und sich auf kurz oder lang in uns ausbreiten können.

Nehmen wir jedoch täglich ein im eigenen Garten gezüchtetes, gehegtes und gepflegtes Gemüsemahl, aber auch gegebenenfalls ein Stück Fleisch von dem in der Sonne grasenden Rind des Bauern von nebenan zu uns, kann man dies wirklich als "Lebensmittel" bezeichnen, das die zelluläre Fähigkeit mit sich bringt, unseren Körper von innen heraus zu stärken und zu heilen.

Das soziale Umfeld:

Auch in diesem Punkt ist man sich einig:

"Der eigene Charakter bildet sich aus dem Durchschnitt der 5 Menschen, mit denen Sie sich am häufigsten umgeben!"

Denn die eigene energetische Aura nimmt die Farbe des Umfeldes an, dem sie dauerhaft ausgesetzt wird.
Nicht ohne Grund wird einem Kranken oft erklärt, er solle sich bewusst darüber werden, dass es schwer bis fast unmöglich ist, in dem gleichen Umfeld zu genesen, in dem er krank geworden ist.

Möchte man Gesundheit, Leichtigkeit und Freunde in das eigene Leben ziehen, sollte man neben der Umstrukturierung der eigenen Gedankenwelt, auch ganz genau darauf achten, mit welchen Personen und Energien man sich im eigenen Umfeld umgibt.

Es ist einfach und ergibt Sinn:

Sie wollen in Ihrem Alltag mehr lachen?
Umgeben Sie sich mit Menschen, die dies schon tun!
Sie wollen mehr wissen?
Umgeben Sie sich mit einer Person, die dieses Wissen bereits verkörpert!
Sie sind auf der Suche nach Ihrer Gesundheit?
Dann umgeben Sie sich bitte nur mit gesunden Menschen!

Der größte Fehler, den wir aus energetischer Sicht machen können ist, dass wir uns, vor allem während einer Krankheitsperiode, ausschließlich mit der Thematik unserer Krankheit auseinandersetzen.
Natürlich kann ich verstehen, dass Sie als gegebenenfalls in einem schweren physischen Krankheitsprozess manifestierter Mensch, alles über die Ursprünge und Heilungsmethoden Ihrer Krankheit erfahren wollen.
Aber wenn wir diesen Fakt einmal aus der Sicht der Quantenphysik betrachten, werden Sie weiterhin Krankheit in Ihr Leben ziehen, wenn

Sie sich tagtäglich mit diesem Thema beschäftigen.
Wenn Sie ca. 10-mal am Tag im Internet das Thema Bluthochdruck eingeben, und sich in ein Dutzend Artikel und Erfahrungsberichte einlesen, programmieren Sie Ihr Gehirn quasi auf die Schwingung dieses Seins Zustandes.
Denn in der Regel werden Sie eher selten von den Menschen lesen, die sich selbst erfolgreich geheilt haben.
Im Internet und oft auch in Ihrem näheren Umfeld wimmelt es nur so von Menschen, die sich in Ihrem Leid suhlen und eher selten darüber sprechen, wie Sie Ihren Heilungsprozess und Ihre Gesundheit eigenverantwortlich aktiviert haben.

Daher lege ich Ihnen ans Herz:
Bevor Sie sich mit den destruktiven Schwingungsfrequenzen von medialem Konsum und den daraus entstehenden Gedanken beschäftigen, fangen Sie an zu meditieren.

Die Schulmedizin aus Sicht der Quantenheilung

Stellt man die klassische Schulmedizin und eine ganzheitliche energetische Heilungsmethode in seiner Betrachtungsweise nebeneinander, erkennt man schnell, dass es sich hierbei um zwei vollkommen unterschiedliche Paar Schuhe handelt.

Verdeutlichen lässt sich dies wunderbar an folgender Geschichte:
Die Blinden und der Elefant
Es waren einmal fünf Gelehrte. Sie alle waren blind. Diese Gelehrten wurden von Ihrem König auf eine Reise geschickt und sollten herausfinden, was ein Elefant ist.
Und so machten sich die Blinden auf die Reise nach Indien.
Dort wurden sie von Helfern zu einem Elefanten geführt.

Die fünf Gelehrten standen nun um das Tier herum und versuchten, sich durch Ertasten ein Bild von dem Elefanten zu machen.
Als sie zurück zu Ihrem König kamen, sollten sie ihm nun über den Elefanten berichten.
Der erste Weise hatte am Kopf des Tieres gestanden und den Rüssel betastet.
Er sprach: "Ein Elefant ist wie ein langer Arm."
Der zweite Gelehrte hatte das Ohr des Elefanten ertastet und sprach: "Nein, ein Elefant ist viel mehr wie ein großer Fächer."
Der dritte Gelehrte sprach: "Aber nein, ein Elefant ist wie eine dicke Säule." Er hatte ein Bein des Elefanten berührt.
Der vierte Weise sagte: "Also ich finde, ein Elefant ist wie eine kleine Strippe mit ein paar Haaren am Ende", denn er hatte nur den Schwanz des Elefanten ertastet.
Und der fünfte Weise berichtete seinem König: "Also, ich sage, ein Elefant ist wie eine riesige Masse, mit Rundungen und ein paar Borsten darauf." Dieser Gelehrte hatte den Rumpf des Tieres berührt.
Nach diesen widersprüchlichen Äußerungen fürchteten die Gelehrten den Zorn des Königs.

Sie konnten sich jedoch nicht darauf einigen, was ein Elefant wirklich ist.
Doch der König lächelte weise: "Ich danke Euch, denn ich weiß nun, was ein Elefant ist: Ein Elefant ist ein Tier mit einem Rüssel, der wie ein langer Arm ist, mit Ohren, die wie Fächer sind, mit Beinen, die wie starke Säulen sind, mit einem Schwanz, der einer kleinen Strippe mit ein paar Haaren daran gleicht, und mit einem Rumpf, der wie eine große Masse mit Rundungen und ein paar Borsten ist."
Die Gelehrten senkten beschämt Ihren Kopf, nachdem sie erkannt hatten, dass jeder von Ihnen nur einen Teil des Elefanten ertastet hatte und sie sich zu schnell damit zufriedengegeben hatten.
(Quelle: www.lichtkreis.at)

Was vor Hunderten von Jahren ein noch bahnbrechender Fortschritt zu sein vermochte, gilt heute als nicht mehr ausreichende Betrachtungsweise des menschlichen Wesens.
Dennoch hält unser Gesundheitssystem zusammen mit der Pharmaindustrie an eben genau diesem Sichtprinzip fest.

Doch der Mensch ist viel mehr, als nur ein entzündetes Auge oder ein gereizter Magen.
In der Summe seiner Einzelteile muss man den menschlichen Organismus als ein vor Komplexität strotzendes Energiewesen betrachten, das zur vollkommenen Genesung eine Behandlung auf allen Ebenen des Seins benötigt.
Sowie ein entzündetes Auge immer in Verbindung gebracht werden sollte mit einer erschöpften Leber, ist es nicht außer Acht zu lassen, dass die Müdigkeit der Leber auf eine Energieblockade in einem Meridian zurückzuführen ist und dies wiederum im einleuchtenden Fall auf unsere mangelnde Gedankenhygiene zurückzuführen ist.

Schulmedizinische Medikamente

Medikamente sind Fluch und Segen zugleich.

Sie können bei einer sachgemäßen Anwendung Leben retten.

Bei einem Verschreiben, ohne die möglichen Medikamenteninteraktionen dabei im Auge zu behalten, können schwerwiegende Krankheitssymptome, die schon lange nichts mehr mit der eigentlichen Krankheit an sich zu tun haben, die Folge sein.

Nicht selten nimmt ein 78 Jahre alter Mann mehr als 8 Medikamente am Tag gleichzeitig ein.

Die oftmals unbeachteten Neben- und Wechselwirkungen und Ihre Auswirkungen auf den physischen aber auch auf den energetischen Körper mag man sich kaum vor Augen führen.

Um wieder ein Gespür für den eigenen Körper zu erhalten, sollte es Ihr höchstes Ziel sein, medikamentenfrei leben zu können.

Im besten Fall sind Sie noch gar nicht so weit gekommen, dass Ihr Körper durch eine

dauerhafte Symptomunterdrückung eine Abhängigkeit sowohl körperlich als auch geistig entwickelt hat.
Denn letztendlich haben Medikamente neben der Symptomunterdrückung nur eine Wirkung:
Sie erzeugen den Glauben in uns wir seien gesund, obwohl unser gesamter Körper seinen eigenen Krieg ausfechten muss, während wir genau so weiterleben wie vorher.
Die Schulmedizin hat in jedem Fall, auch in der Verbindung mit einer korrekt dosierten und ausgewählten Medikation, eine wertvolle Daseinsberechtigung in unserer heutigen Zeit.

Sollten Sie mal ein gebrochenes Bein haben oder eine offene Wunde, sind die in den Händen eines ausgebildeten Chirurgen sehr gut aufgehoben.

Ist es jedoch eine Krankheit, wie z. B. ein Karzinom, bringt es im besten Fall "Nur" Zeit, die Sie durch eine OP oder ein Medikament gewinnen, doch die Ursache der energetischen

Disharmonie Ihres Körpers, wird weiterhin bestehen bleiben.

Auf unseren Energiekörper betrachtet haben chemisch erzeugte Medikamente keine positiven Auswirkungen.
Durch Ihre für unsere Zellen toxischen Inhaltsstoffe sind wir in einem von Stress und Kampf geprägten Dauermodus.
Stunde für Stunde muss unser System dafür sorgen, dass es sich von dem angeblich hilfreichen Medikament entgiftet.
Folglich fühlen wir uns chronisch müde und erschöpft, unser gesamtes System ist durch die Dauerbelastung überfordert und durch die Tatsache, dass wir im schlimmsten Fall immer noch in unserem aufreibenden Alltag aktiv sind vollkommen überlastet.

Sollten Sie es in Erwägung ziehen, Ihre Medikamente abzusetzen, bitte ich Sie, dies nur in Absprache mit Ihrem Arzt einzuleiten.

Es ist durchaus wahrscheinlich, dass Ihre Symptome wieder aufflammen, Begleiterscheinungen des Ausschleichprozesses, wie z. B. nach einer Kortisontherapie, aber auch Entzündungen im Körper auftreten, weil die von dem Medikament betroffenen Organe Ihre Funktion nicht von jetzt auf gleich wieder aufnehmen können.

Dennoch sollten Sie sich bewusst darüber werden, wie genau Sie bis heute in der Beziehung zu Ihrem Allgemeinmediziner gestanden haben. Haben Sie die Medikamente eingenommen, ohne zu hinterfragen, was genau sie bewirken werden? Haben Sie all seine Diagnosen, ohne zu zögern, als die, ab sofort Ihr Leben bestimmende, Wahrheiten akzeptiert?

Sollten Sie wirklich das Bestreben haben, Ihre Lebensbereiche nach den universellen Gesetzen der Quantenheilung auszurichten lege ich Ihnen zum wiederholten Male ans Herz, zu erkennen, dass letztendlich Sie ganz allein entscheiden, was mit Ihrem Körper passiert, welche Pille Sie schlucken und von welcher Krankheit Sie glauben befallen zu sein.

Heilpflanzen als unterstützende Alternative

In diesem Fall ist es nicht nur ratsam, einen Allgemeinmediziner mit in den persönlichen Heilungsprozess mit einzubeziehen, sondern auch einen in der Energieheilung erfahrenen Heilpraktiker.

Das Ziel eines Quantenheilungsprozesses ist es schlussendlich, den Körper wieder zurück in das für ihn vorhergesehene Gleichgewicht zu führen und dabei sollten wir ihn mit allen uns zur Verfügung stehenden Mitteln unterstützen.

"Wer heilt, hat recht!"

Viele dieser natürlichen Mittel sind aus Sicht der klassischen Medizin nicht wissenschaftlich erforscht.
Es gibt keine Studie zu Ihrer Wirkung, de facto ist eine heilsame Wirkung auf das menschliche Körpersystem unmöglich.

Hier schreiten die Alternativmediziner jedoch ein.

"Wer heilt, hat recht" wird zu einem Credo der ganzheitlichen Medizin und hilft vielen Patienten Vertrauen in die Kräfte der Natur zu erlangen.

Machen Sie sich zudem eine wichtige Sache bewusst:
Wenn es wirklich ein pharmazeutisches Heilmittel für Krebs oder Autoimmunkrankheiten geben würde, würde die gesamte Ärztegemeinschaft und Pharmaindustrie auf lange Sicht pleitegehen!
Fragen Sie sich in diesem Fall selbst, ob dieser Fakt im Sinne unserer Wirtschaft steht.

Mutter Natur hat uns aus diesem Grund eine Vielzahl an natürlichen Hilfsmitteln mit auf die Welt gegeben, die unseren Organismus dabei unterstützen können, die Heilungsprozesse einzuleiten, zu beschleunigen und die neugewonnene Gesundheit beizubehalten.

Leider ist unserer westlichen Welt in den letzten 1000 Jahren, aus Sicht der ganzheitlichen Medizin, im Bereich der Ernährung, aber auch in Bezug auf das Wissen über ebendiese ein katastrophal selbstzerstörerisches Verhalten einbezogen.
Wir versorgen unseren Körper mit massenhaft Zucker, Weizen, Milchprodukten und in Massentierhaltung produzierten Nahrungsmitteln, die unserem Körper weder Kraft noch Energie spenden.
Die heilende Wirkung der Nahrungsmittel aber auch der einzelnen Gewürze ist vollkommen in den Hintergrund gerückt.
Denn vor allem Gewürze sind nicht nur dafür vorgesehen, unseren Speisen einen besonderen Geschmack zu verleihen.
Ihre nachgewiesen anti-entzündliche, aber auch anti-oxidative und schmerzstillenden Fähigkeiten waren unseren Vorfahren durchaus bekannt und wurden bei Krankheiten erfolgreich eingesetzt.

Kein Wunder, dass 90 % der Menschen geplagt sind von erhöhten Entzündungswerten,

Bluthochdruck und vielen weiteren ernährungsbedingten Zivilisationskrankheiten.

Eine wichtige Säule der Heilung basiert auf der Art und Weise wie wir unseren Körper nähren. Welchen Sprit wir ihm zuführen.
Sowohl auf physischer als auch auf energetischer Ebene.
Im Folgenden möchte ich Ihnen ein paar dieser kleinen Helferlein vorstellen, die Sie aktiv in Ihren Lebensalltag integrieren sollten, wenn ein gesunder Körper und ein geheiltes Energiesystem Ihr höchstes Gut sein soll.

Heilsame Gewürze

- Weihrauch (Boswelliasäure):

  Die unter dem Namen Weihrauch bekannte Boswelliasäure wird seit mehr als 5000 Jahren vor allem im Bereich der TCM und der ayurvedischen Heillehre verwendet.

  Um die Boswelliasäure der Weihrauchpflanze für den Menschen verfügbar zu machen, wird der aus Ihr gewonnene Trockenextrakt des Harzes in Pulverform, aber auch Öl und Creme verarbeitet.

  Bereits den antiken medizinischen Schriften kann man Informationen über die umfassende Wirkweise dieses Heilmittels entnehmen.

  Schon damals konnte festgestellt werden, dass Weihrauch vor allem bei Hautkrankrankheiten, Rheuma aber auch Darmentzündungen sowie Asthma helfen kann.

  In der westlichen Medizin wird Weihrauch insbesondere als Heilmittel bei chronischen Entzündungen eingesetzt.

Hierbei ist es wichtig, auf eine hohe Dosierung der in dem Weihrauchpräparat enthaltenen Boswelliasäure zu achten.
Des Weiteren sind die Inhaltsstoffe fettlöslich und sollten somit zu einer Mahlzeit eingenommen werden.
Aus energetischer Sicht unterstützt der Weihrauch einen Teil des menschlichen Energiekörpers, wirkt ausgleichend auf die Meridiane und das darin verlaufende Chi.
Nicht grundlos wurde Weihrauch als eine der drei Gaben an das Jesuskind weitergegeben.
Auch die energetische Befreiung von negativen Energien kann durch die Räucheranwendung mit Weihrauch unterstützt werden.

- Kurkuma:
  Schon längst ist Kurkuma, auch unter dem Namen Gelbwurz bekannt, nicht mehr nur ein Gewürz in der Küche, welches dafür sorgt, dass Gerichte eine gelbliche Nuance annehmen.
  Mittlerweile gibt es über 4000 Studien die belegen, dass es sich bei Gelbwurz um ein hochpotentes Heilmittel für eine Vielzahl von Krankheiten handelt.
  Selbst im Bereich der Krebsforschung musste die Wissenschaft anerkennen, dass sich hinter der geliebten Knolle ein mögliches Wundermittel versteckt: Es wurde bestätigt, dass Kurkuma alle inneren sowie äußeren Signal- und Stimulationswege von Krebszellen hemmen kann.
  Diese Erkenntnis basiert auf folgender Theorie:
  In jeder Körperzelle befindet sich, wie wir in den Grundlagen der Quantenphysik gelernt haben, ein Lichtspeicher, welcher Photonen aufnimmt und wieder abgibt.
  Diese Photonen steuern einen Großteil der Stoffwechselprozesse in unseren Körperzellen.

Krebszellen geben laut wissenschaftlicher Forschung wesentlich mehr Photonen ab, als Sie bereit sind aufzunehmen – aus diesem Grund läuft der Lichtspeicher des Körpers allmählich leer.

Die kleine gelbe Kurkuma Pflanze ist dazu in der Lage, laut der Forschung von Prof. Dr. Fritz-Albert Popp, die übermäßige Photonenabstrahlung einer Krebszelle zu beenden und dafür zu sorgen, dass sich die Lichtspeicher sogar wieder füllen und somit der Wachstumsprozess der Krebszelle gestoppt werden kann.

Im Falle der Kurkuma Produkte finden sich zahlreiche Hersteller auf dem Markt, die vor allem mit einem hohen Curcumin-Gehalt in Ihren Kapseln werben.

Curcumin ist einer von mehr als 500 Inhaltsstoffen der gelben Wurzel und besitzt natürlich eine nachgewiesene positive Eigenschaft auf unser körperliches System.

Dennoch sollten Sie immer im Hinterkopf behalten, dass Mutter Natur uns die Kurkuma

Knolle in Ihrer Ganzheit geschenkt hat, und nicht nur aufgrund eines extrahierten Wirkstoffes.
Daher empfiehlt es sich, die Knolle als solche oder in der biologisch pulverisierten Form zu sich zu nehmen.

- Ingwer:

Durch die vielfältigen Möglichkeiten, die Ingwerknolle zu verwenden, war sie sowohl in der Küche als auch in der Medizin schon seit Jahrtausenden ein treuer Begleiter der Menschheit.
Mit mehr als 400 nachgewiesenen Inhaltsstoffen sind zwei Ihrer Hauptwirkmechanismen die entzündungshemmende und antioxidative Eigenschaft.
Die Wissenschaft hat während Ihrer Forschung herausgefunden, dass sich das volle Potenzial der Knolle vor allem dann entfalten kann, wenn Sie getrocknet oder erhitzt wird:
Beim Trocknen aber auch Erhitzen der Ingwerwurzel wird 6-Gingerol in den Stoff 6-Shogaol umgewandelt, welches sowohl eine

positive Wirkung auf Alzheimer aber auch auf das Krebswachstum haben kann.

Ein kleiner Geheimtipp meinerseits:

Vermeiden Sie es, den Ingwer zu schälen, denn unter der Schale der Knolle verbergen sich die meisten Wirkstoffe.

Heilsame Wildkräuter:

- Schafgarbe:

  Im Althochdeutschen gedeutete „garwe“ grob übersetzt Heiler, was auf die wunderbare Wirkung dieses für uns auf vielen Wiesen verfügbare Kraut hinweist.

  Die Schafgarbe hemmt Entzündungen und fördert die Wundheilung, sie lindert Verdauungsprobleme, Nierenbeschwerden, Rheuma und ist in Form von Salben ebenso wundheilungsfördernd.

  Die Pflanze enthält mehr als 80 Stoffe, die der Heilung dienen.

  Sowohl als Öl, Tinktur aber auch als Salbe kann sie vielseitig angewandt werden, um den Körper in seinem Heilungsprozess zu unterstützen.

- Brennnessel:

Häufig als Unkraut angesehen, ist die Brennnessel eines der ältesten Heilkräuter in unserer westlichen Zivilisation.
Vor allem in Zeiten der Not diente sie den Menschen als Gemüse, welches Ihr Überleben über Monate hinweg sichern konnte.
Die Heilpflanze wird sowohl zur Entgiftung, als auch zur Entschlackung, aber auch für die Anregung der Verdauung oder bei Eisenmangel verwendet.
Ihre mannigfaltigen Wirkstoffe machen Sie zu einem Heilmittel aller Organe im Körper und sorgt dafür, dass Leber, Magen und Darm sowie Galle und die Bauspeicheldrüse Ihren alltäglichen Aufgaben nachgehen können.
Sowohl im Salat als auch in der Suppe oder als Saft kann die Brennnessel aus dem Wald direkt in die Küche integrierte werden und Ihre heilsame Wirkung entfalten.

Wichtig ist es vor dem Verzehr, die Blätter ein wenig zwischen den Fingern zu reiben, damit die brennenden Nesselhärchen abknicken und Ihre Wirkung verlieren.

- Johanniskraut:
  Das echte Johanniskraut, ist eines der bekanntesten Heilkräuter Mitteleuropas.
  Sie erkennen es daran, dass es beim Zerreiben zwischen den Fingern eine rote Flüssigkeit absondert.
  Bereits in der Antike wusste man über die heilsamen Fähigkeiten dieser Pflanze.
  Heutzutage werden Zubereitungen aus Johanniskraut vor allem zur Behandlung von Depressionen, Hautbeschwerden sowie äußeren Verletzungen gebraucht.
  Gerade im Bereich der Psychotherapie wird es gerne als Alternative zu synthetischen Antidepressiva verwenden und feiert seit vielen Jahren im Bereich der seelischen Anwendung einen großen Erfolg.

Die große Bedeutung des menschlichen Bewusstseins

Zusammenfassend lässt sich das Prinzip der Quantenheilung als eine der interessantesten Wissensgebiete der letzten tausend Jahre betrachten.

Sollten wir Menschen wirklich dazu in der Lage sein, uns von unseren Krankheiten zu heilen?

Ganz ohne die Hilfe eines ausgebildeten Mediziners, der uns die uns bisher bekannte magische Pille verabreicht?

Ist es wirklich möglich, dass durch die alleinige Kraft unserer Gedanken, über die Art wie wir die Welt betrachten und wie wir uns unserem eigenen Wesen gegenüber verhalten, uns eine Realität zu erschaffen, von der wir uns nicht mehr in einem teuren Urlaub erholen müssen?

Schenken wir der mittlerweile wissenschaftlich erforschten Quantenlehre den notwendigen Glauben, können wir jede dieser Fragen mit einem klaren Ja beantworten.

Vielleicht mögen Sie sich jetzt die Frage stellen:
"Kann es denn wirklich so leicht sein"?

Ja, das kann es!
Aber es erfordert einen eisernen Willen.
Es erfordert Mut und eine Menge Zeit, die schon lange im Körper und Geist manifestierten Gegebenheiten mithilfe der Quantenheilung zu lösen und in ein Bild umzuwandeln, welches Sie gerne in Ihrem Leben sehen würden.

Es ist nicht nur wichtig, dass Sie dieser alternativen Heilmethode ohne jegliche Vorurteile gegenüberstehen. Vor allem ist es wichtig, dass Sie einen Glauben an die Ihnen innewohnende Kraft zurückerlangen.

An eine universelle Kraft, die darauf ausgerichtet ist, immer nur FÜR Sie und im Sinne Ihres Glücks und Ihrer Weiterentwicklung zu arbeiten.

Auch wenn viele Ärzte etwas anderes behaupten: Der eigene Körper würde sich niemals selbst zerstören.
Diese Aussage in Bezug auf Autoimmunkrankheiten ist nur ein weiterer Beweis dafür, dass unsere Mediziner mit Ihrem aus dem Schulbuch erlernten Wissen an eine Grenze stoßen.
Das Bewusstsein dafür zu schaffen, dass in diesem Universum alles möglich ist und das Sie der alleinige Schöpfer Ihrer Realität sind, ist der Glaubenssatz, mit dem Sie ab sofort jeden Tag Ihre Welt betrachten.

Teil 2: Der Weg zum Quantenheiler

Einleitung: Was Sie in diesem Kapitel erwartet

Nachdem Sie sich in den letzten Kapiteln das grundlegende und für die Praxis notwendige Wissen um Thema Quantenheilung angeeignet haben, geht es nun darum, das Erlernte in die Praxis umzusetzen.
Auf den folgenden Seiten werden Sie erfahren, welche Arten der Quantenheilung es gibt und wie sie, vor allem zu Beginn der Praxis, mit in den Alltag integriert werden können.
Des Weiteren betrachten wir die typischen Fehler und Strategien, die zu vermeiden sind, und wagen einen kleinen Exkurs in den Bereich der Manifestation von Wünschen und Verhaltensweisen.

Ein Überblick über die unterschiedlichen Formen der Quantenheilung

Je weiter sich das Wissen über die unwahrscheinliche Kraft der Quantenheilung verbreitet hat, desto vielfältiger wurden über die Jahre hinweg die unterschiedlichen Variationen, Quantenheilung in der Praxis anzuwenden.

Neben der klassischen 2 Punkt Methode entstanden somit aus dieser grundlegenden Technik heraus mit jedem neu entstandenen Wissen über die Materie eine ganz individuelle Ansicht und Anwendungsform für jeden Lebensbereich.

Somit kennen wir heute neben der klassischen Quantenheilung die Quantum-Entrainment-Methode nach Kinslow, aber auch eine Matrix-Awareness, Ur-Matrix und die 5-A-Quantenheilungsanwendung.

Im Folgenden werfen wir einen Blick auf jede einzelne Anwendungsform und was sie im Speziellen ausmacht.

Die klassische 2 Punkt Methode nach Bartlett

Die klassische 2 Punkt Methode nach Dr. R. Bartlett wurde Ende der 1990er-Jahre entdeckt.
Im Jahre 1960 machte er in seinen Behandlungen immer häufiger die Erfahrung positiver spontaner Veränderungen in Körper und Psyche seiner Patienten.
Dies überraschte ihn zunächst selbst und weckte seinen Forscherinstinkt.
Nach mehreren Testreihen an Personen mit, laut der Schulmedizin, scheinbar unheilbaren körperlichen und psychischen Erkrankungen, zeigte sich, dass sich ebendiese körperlichen und seelischen Blockaden scheinbar ins Nichts aufzulösen schienen, wenn er seinen Patienten leicht berührte und sich dabei auf eine bestimmte, positive Intention konzentrierte.

Die entscheidende Ausführungstechnik dabei war, dass er zwei mit dem jeweiligen Problem korrespondierende, energetisch miteinander verbundene sensible Punkte fand.

Um dieses Phänomen zu entschlüsseln, beschäftige er sich fortan mit den bis zu diesem Zeitpunkt erforschten Erkenntnissen der Quantenphysik, um schlussendlich feststellen zu dürfen, dass die Magie dieses Geschehens darin liegt, dass die Energie der Punkte in einem sogenannten Null-Energiefeld zusammenfließt, welches eine quasi unendliche kreative Leere (Ihnen auch als das schon in den vorherigen Kapiteln erwähnte morphogenetische Feld bekannt) in unserem Zellkonstrukt darstellt, in dem jegliche Veränderung vonstattengehen kann.

In einem Interview beschreibt es Dr. R. Bartlett wie folgt:
"In den vielen Seminaren, in denen Menschen einfach umfallen, ist es das Feld, das wirkt.
Wir existieren quasi nicht.
In der Quantenphysik besteht jegliche Materie nur aus Photonen.

Wir sind somit reine Lichtenergie.

Diese Lichtenergie bildet, laut dem berühmten Quantenphysiker John Wheeler, ein Feld, in dem alles und nichts existiert, wo es unzählbare parallele Universen gibt, in denen ALLES möglich ist.
Und wir dürfen diese unendliche Möglichkeit nutzen, wenn wir erst einmal erkannt haben, wie es funktioniert."

Bei der klassischen 2 Punkt Methode handelt es sich um eine, für jeden anwendbare Methode, in der es darum geht, mit der körpereigenen Zellstruktur in dieses Null-Feld zu gelangen, in dem sich letztendlich alle Gegensätze aufheben können und in unserem physischen aber auch energetischen Körper die reine ursprüngliche Harmonie wiederhergestellt wird.

Aus der Urmethode der Quantenheilung nach Bartlett entstand anschließend die Quantum-

Entrainment, was in der Übersetzung so viel bedeutet wie "das Einströmen der Quanten".

Anwendung nach Kinslow

Doch auch wenn Kinslow eine etwas erweiterte Form der Heilungsmethode anwandte, waren sich beide über die Art und Weise der Wirkung einig: Der behandelnde Quantenheiler öffnet durch die energetische Berührung von 2 miteinander korrespondierenden Punkten gewissermaßen nur die Schleuse, durch die „das Heilwasser des reinen Bewusstseins“, so die Umschreibung von Dr. Frank Kinslow, dann fließen kann.

So kann sich der aus dem Gleichgewicht gebrachte Organismus neu organisieren und die entsprechenden Blockaden lösen.

Dr. Bartlett spricht außerdem von der Befreiung des Denkens aus den jahrelang konditionierten linearen Mustern, um schließlich die heilenden Informationen direkt aus dem Nullpunkt-Energiefeld, der Matrix, anzuzapfen und zu integrieren.

Die Quantum-Entrainment-Methode nach Kinslow

Die weiterentwickelte Form der 2 Punkt Methode stammt von dem bekannten Quantenphysiker Frank Kinslow und wird mittlerweile von einer Großzahl an Menschen erfolgreich angewandt.
Die grundlegende Theorie, hinter der Quantum-Entrainment-Methode beschreibt Kinslow selbst wie folgt:
"Ob Sie ein gebrochenes Bein oder ein krankes Herz haben, Sie brauchen Ruhe, um gesund zu werden. Das gleiche grundlegende Prinzip gilt bei jeglicher Form der physischen, emotionalen oder geistigen Thematik.

Sie brauchen in jedem Fall eines bestehenden Ungleichgewichtes von Körper, Geist und Seele eine tiefe Ruhe.

Je tiefer die Ihnen innewohnende Ruhe, desto schneller werden Sie wieder gesund.

Das reine Gewahrsein ist die tiefste Form der Ruhe, die Sie bekommen können.
Auf Grundlage der 2 Punkt Methode entwickelte ich somit eine Technik, die den Körper, den Geist aber auch die Seele innerhalb weniger Sekunden in einen tiefen Ruhezustand versetzt und somit schnelle Veränderung und Heilung begünstigt. Somit ist das reine Gewahrsein der Schlüssel zur Heilung.

Dieses reine, heilende Gewahrsein ist etwas, das in jedem menschlichen Wesen vorhanden ist.

Daher ist es unsere Aufgabe, mit den Methoden der Quantenheilung diese wiederzuentdecken und zu aktivieren.

Die Quantum-Entrainment-Methode funktioniert insofern, als der Anwender eine Wirkung erzielt, indem er sich der Essenz der reinen und stillen Bewusstheit gewahr wird, während er gleichzeitig die physischen oder emotionalen Beschwerden weiterhin nur vage wahrnimmt.

Anschließend beobachtet der Patient in vollkommener Ruhe, wie die reine Form der Bewusstheit eine vollkommen neue Version des derzeitigen, originalen Daseinszustandes hervorbringt.
Diese neue Form ermöglicht es, dass Körper und Geist sich von der bestehenden Disharmonie und damit verbundenen, derzeit in der Materie manifestierten Erscheinung, befreit.
Dabei tut der Quantum-Entrainment-Anwender genau genommen nichts.
Er beobachtet lediglich das von ihm selbst erschaffene reine Gewahrsein ganz genau, und sobald die Zeit dafür gekommen ist, stößt er den Heilungsprozess an – das ist letztendlich alles.

Das aktive Arbeiten auf diesem feinen Energieniveau gibt dem Initiator ein einzigartiges Gefühl von unbegrenzter Ausdehnung, Frieden und Geborgenheit.

In diesem einen Augenblick, in dem Sie sich der Stille und der reinen Bewusstheit gewahr werden in dem Sie sich in dem gegenwärtigen Moment befinden, geschehen wunderbare Dinge ganz von selbst.

Alles geschieht einfach, wenn wir uns dem Vertrauen hingeben, dass bereits all unsere Wünsche in dieser Matrix vorhanden sind.

Die Matrix-Awareness-Methode

Die Matrix-Awareness-Methode beschreibt ein ganz eigenes, in der Schweiz entwickeltes Vorgehen, welches laufend mit neuen Erkenntnissen und Erweiterungen verschiedenster Naturheilpraktiker, Hypnotherapeuten und Quantenphysikern erweitert wird.

Es basiert auf dem Wissen der beiden Schweizer Quantenforscher Roland Locher und Rosi Lutz. Diese Technik verbindet unter anderem die Erkenntnisse des Ihnen schon bekannten Grundlagenwissens der Quantenheilung nach Dr. Richard Bartlett mit der 2 Punkt Methode und dem Quantum-Entrainment nach Frank Kinslow aber auch mit den Erfahrungen der Craniosacral-Therapie, Reiki, verschiedenen Formen der Heil-Hypnose und bestimmten Anteilen des neurolinguistischen Programmierens nach Richard Bandler.

Der Name Matrix-Awareness steht im übertragenen Sinne für “Bewusstsein erleben“.

Hier geht es, wie bei den zuvor vorgestellten Quantenheilmethoden, vor allem darum die in Geist und Seele vorhandenen Energieblockaden zu lösen und neu auszurichten.
Die Matrix-Methode kombiniert wie schon erwähnt, altbewährte Erfahrungen mit den neu gewonnen Erkenntnissen des aktuellen Jahrhunderts.

In diesem Fall werden wie bei der 2 Punkt Methode nach Bartlett zwei energetische Messpunkte am Körper geistig miteinander verbunden.
Gleichzeitig werden dem Unterbewusstsein jedoch ebenso unterschiedliche Suggestionen übermittelt, wie wir es aus der Quantenheilmethode von Frank Kinslow kennengelernt haben.

Dennoch besitzt die Matrix Awareness-Methode in Ihrem Wirkmechanismus eine ausschlaggebende Besonderheit:
Als Erweiterung arbeitet Sie zusätzlich mit einer direkten Verbindung der uns allen innewohnenden Herzenergie.
Diese Herzenergie stellt den dritten und wesentlichen Punkt dieser Methode dar, der mit in das Heilverfahren einbezogen wird.

Aus diesem Grund wird bei der Matrix-Awareness-Methode auch von der 3 Punkt Methode gesprochen.
Mit diesem ganz besonderen Zusatz in der energetischen Arbeit können seelische Blockaden, körperliche Schmerzen aber auch eine ganze Lebenseinstellung längerfristig positiv beeinflusst werden.

Über die Verbindung mit der stärksten Energie unseres physischen, aber auch energetischen Körpers, der Herzenergie, gewinnen wir mit der Matrix-Awareness-Methode einen ganz

besonderen Zugriff auf unser persönliches uns innewohnendes Quantenfeld.
In unserer persönlichen energetischen Matrix finden wir nämlich neben den Informationen über den rein physischen Körper ebenfalls die in unserer Zellerinnerung gespeicherten Informationen unsere Vergangenheit, die damit verbundenen Überzeugungen, aber auch unsere Emotionen und Wünsche, ebenso wie die damit in Kohärenz stehenden seelischen Regungen, aber vor allem auch die Seele selbst, sowie unsere Gedanken. Durch die bewusste Wahl unsere derzeitige Realität aus einem anderen Blickwinkel zu betrachten, kollabiert auf Quantenebene quasi die alte Realität mit den von uns selbst visualisierten und mit der Herzenergie gefühlten neuen Möglichkeiten.

Diese neu entstandenen Strukturen manifestieren sich augenblicklich im morphogenetischen Feld und werden sich über kurz oder lang in unserem Leben verwirklichen.

Die Transformationswirkung und Anwendbarkeit dieser Methode wird somit nur durch die eigene Vorstellungskraft begrenzt.

Mit Matrix-Awareness verändern wir somit die Inhalte der uns innewohnenden Matrix und werden mehr und mehr zu der besten Version unseres Selbst.

Wir arbeiten direkt mit unserer Seele zusammen und erreichen dadurch für die Schulmedizin bisher unerklärliche Resultate auf physischer aber auch auf körperlicher Ebene.

Die Ur-Matrix-Methode

Die Methode der sogenannten Ur-Matrix geht zurück auf den Heilpraktiker Stefan Bratzel, Leiter einer von ihm gegründeten spirituellen Schule mit Hauptsitz in Rastatt bei Karlsruhe.

Bei der Ur-Matrix-Methode handelt es sich nicht, im Vergleich zu der klassischen 2 Punkt sowie der Entrainment-Methode, um eine hauptsächlich körperliche Anwendung, sondern vielmehr um eine Form des geistigen Heilens.

Um zu verstehen, wie diese Heilmethode Wirkung auf unser geistiges System beziehen kann, betrachten wir den Begriff der Ur-Matrix ein wenig genauer.

Wie Sie in den Grundlagen der Quantenphysik schon lernen durften, besitzt alles Lebendige dieser Erde eine Matrix, welche auch als morphogenetisches Feld bezeichnet wird.

Es stellt quasi einen perfekten Bauplan der sich in uns befindenden Zellstruktur dar.
In diesem Bauplan sind – wie in der ersten Zelle des Menschen – alle Informationen für das, was werden soll, enthalten.
Diese Informationen sind das Bild unseres gesunden, vitalen und glücklichen Selbst.
In der Ur-Matrix ist eine krankhafte Veränderung unseres Wesens nicht vorgesehen.
Deshalb sind hier die Informationen über ein Selbst abgespeichert, das in Fülle und Vertrauen das Prinzip des Universums versteht und lebt.
Quasi die potenziell an der höchsten entwickelten Form unserer zellulären Struktur.
Das körperliche sowie geistige Wachstum vollzieht sich aufgrund der spezifischen zellulären und individuellen Information, die in ebendieser ursprünglichen Matrix, der Ur-Matrix enthalten ist.

Durch die uns alltäglich belagernden Umstände fällt diese sowie das Wissen um sie quasi in einen Winterschlaf.

Durch das ständige Wiederholen der uns von dem allgemeingültigen System aufgezwungenen Glaubenssätze über uns selbst, sorgen wir dafür, dass diese schon in uns enthaltene Zellinformation sich nicht mehr ausbilden kann.

Die Aufgabe der aktivierten Ur-Matrix-Energie ist es somit, die Auflösung von äußeren Einflüssen, welche bisher die Kraft hatten, Schwingungen und Frequenzen des für uns ursprünglich vorhergesehenen Bauplans, zu unterstützen.
Die Reaktivierung dieser in uns schon vorhandenen Ur-Matrix bedeutet, die genetische Information, wie Ihr Leben ursprünglich vom Universum für Sie geplant war, wieder freizusetzen.

Es findet daraufhin automatisch eine beeindruckend schnelle Reorganisation der geistigen, aber auch körperlichen Strukturen statt, die bis zu diesem Zeitpunkt in Ihrem Energiefluss

blockiert waren oder sich aufgrund einer nicht aktiven DNA im Tiefschlaf befanden.
Das bedeutet letztendlich, dass im Falle eines erkrankten Körpersystems der ursprünglich gesunde Zustand aller beteiligten Zellen und des in der persönlichen DNS enthaltenen individuellen genetischen Bauplans wieder aufgerufen und aktiviert wird.

Somit ist auch die Ur-Matrix-Methode dazu in der Lage, destruktive Informationen, die auf der energetischen, psychischen aber auch spirituell geistigen Ebene liegen und somit die Grundlage für Krankheiten bilden, zu reprogrammieren, genauer gesagt in unserem Zellgedächtnis zu überschreiben.
Vor allem im Bereich der festgefahrenen Glaubenssätze kann diese Methode hilfreich sein, sich tief im Innern von alten Strukturen zu lösen und sich von seit langer Zeit eingrenzenden Lebensweisen zu verabschieden.

Doch auch wenn es sich hierbei um eine hauptsächlich geistige Form der Quantenheilung handelt, wird der Impuls zur Heilung über die 2 Punkt Methode ausgelöst.

Bei der 2 Punkt Technik fokussiert man sich mit dem Verstand auf das Problem, das Sie nicht lösen können.
Die folgende Aufgabe ist es nun, sich gleichzeitig auf beide Hände zu konzentrieren, welche sich dabei an unterschiedlichen Punkten im Energiefeld der zu behandelnden Person befinden.
Letztendlich wird der Verstand es nicht schaffen, sich gleichzeitig auf beide Punkte zu konzentrieren.
Das reine Gewahrsein wird nur zwischen den Händen wechseln können.
Genau in dieser Phase, in der Ihnen bekannten Blaupause, gibt der Verstand den Weg frei für das höhere Bewusstsein, für den Zustand der Matrix, in dem die genetische Information unseres

geheilten Selbst schon seit unserer Geburt vorhanden ist.
In diesem reinen Bewusstsein der Matrix gibt es keine Grenzen wie Raum und Zeit.

Aus diesem Grund kann man in diesem freien Raum Zeit Kontinuum die Information aus der ursprünglichen Matrix, dem Ur-Bauplan wieder aufrufen und dem aus dem Gleichgewicht geratenen Körper und Geist zur Verfügung stellen, um die derzeitig aktive DNA Struktur wieder anzugleichen.

Die 5-A-Quantenheilung

Die von Dagmar Braaksma angewandte Methode der Quantenheilung ist ein noch nicht lange auf dem Markt bestehendes Verfahren.

Ihrem Glaubenssatz nach zu urteilen, handelt es sich bei Gesundheit nicht nur um die Abwesenheit von Krankheit, sondern um den Zustand des vollständigen Wohlergehens.

Unter diesem Wohlergehen versteht man in der Regel ein geistiges, seelisches, körperliches, soziales, aber auch finanzielles Gleichgewicht.

Der Herstellung dieser Ausgeglichenheit zwischen den einzelnen Lebensinhalten wohnt individuelles höchstes Wachstum und Glück inne.

Bei diesem Prinzip geht es vor allem darum, eine Gewohnheit in das eigene Denken und Fühlen zu bringen, damit deine Zellstruktur sich nachhaltig, über einen langen Zeitraum rekonstruieren kann.

Die 5-A's stehen somit für:

- Aufmerken:

  Betrachten Sie Ihre momentane Gefühlslage.

  Machen Sie sich bewusst, welches Gefühl sich hinter dem derzeitigen Empfinden versteckt und beginnen Sie, z. B. Wut von dem grundlegenden Gefühl der Angst unterscheiden zu können.

  Betrachten Sie die Gedanken, die sich in Ihrem Bewusstsein auftun.

  Wie empfinden Sie in diesem Moment?

  An welcher Stelle Ihres Körpers manifestieren sich die Gefühle vielleicht in einem Unwohlsein?

  Aufmerken bedeutet somit gleichsam, Achtsamkeit in das gesamte Tagesgeschehen und die eigenen Befindlichkeiten zu integrieren.

- Annehmen:

  Ganz gleich, welches Gefühl aus der Situation heraus entstanden ist:

Bekämpfen Sie es nicht mehr.
"Es ist okay", ist ein sehr hilfreicher kleiner Glaubenssatz, den Sie sich in diesen Momenten immer wieder ins Bewusstsein rufen sollten.
Auch wenn Sie in Ihrer Kindheit gelernt haben, dass Angst etwas ist, das man lieber unterdrücken sollte, ist es in diesem Schritt an der Zeit, diese Angst anzunehmen und intensiv zu spüren.
Sobald wir akzeptieren, dass auch diese Gefühle ein Teil unseres Lebens sein dürfen, werden sie sich Schritt für Schritt auflösen und Ihren Schrecken verlieren.
Doch nicht nur in Bezug auf Gefühle, sondern auch im Hinblick auf gewisse unangenehme Lebensumstände ist der Prozess des Annehmens ausschlaggebend.
Sollten Sie vielleicht erst vor Kurzem Ihren Job verloren haben, dann "ist das okay"!
Erlauben Sie sich, zu erkennen, dass auf dieser Welt im Allgemeinen und auch in Ihrem eigenen kleinen Universum selten

etwas Wertvolles entstanden ist, wenn Sie darum oder dagegen mit Druck und Unverständnis angekämpft haben.

➢ Ausrichten:

Wenn Sie die Situation so akzeptiert haben, wie sie derzeit ist - und das aus vollem Herzen - entsteht Raum, um sich neu auszurichten.

Die Zeit, die wir in der Vergangenheit dafür genutzt haben, um einen sinnlosen Kampf auszufechten, können wir nun nutzen, um eine schon in uns vorhandene positive Zukunft entstehen zu lassen.

Mit dem Ausrichten begeben Sie sich auf das Abenteuer der Frage: "Was möchte ich stattdessen?"

➢ Agieren:

Sind Sie sich nun darüber bewusst geworden, was die Vorstellung Ihrer persönlichen Zukunft ist, geht es darum, ins Handeln zu kommen.

Aktiv die Umsetzung der eigenen Zukunftsvision ins Rollen zu bringen und

mit dem in uns universell verankerten Lebensplan in Harmonie zu leben.
In diesem Quantenheilungsmodell ist es, laut Dagmar Braaksma, aufgrund diverser wissenschaftlicher Erkenntnisse wichtig, in den ersten 72 Stunden, den ersten Schritt zu wagen.

- Am Ball bleiben:
  Die ersten 4 Schritte sollten sich in das eigene Bewusstsein einprägen.
  Sie sollten diese Schritte im Alltag schon rein unbewusst wiederholen und passiv in Ihr Leben integrieren.
  Ist dies der Fall, sind die Stolperfallen, die Sie zurück in den Strudel des destruktiven Denkens ziehen können wesentlich geringer und unwahrscheinlicher als noch zu Beginn.

Die 5-A-Methode soll dafür sorgen, dass innerhalb weniger Sekunden der Geist aufgeräumt, Gefühle verändert und das Körpergedächtnis neu programmiert werden.

Um all diese Prozesse zu beschleunigen und im Geist zu festigen wird auch von Dagmar Braaksma die 2 Punkt Methode angewandt.

Diese Methode hilft Ihnen dabei, aufzuhören zu zweifeln.

Sobald Sie den Zweifel aus Ihrem Leben verabschieden wird im Quantenfeld Raum geschaffen für Heilung.

Meditation als Grundlage der Quantenheilungs-Methoden

Wenn wir einen Rückblick auf das alles bisher Gelernte werfen wird uns schnell bewusst, dass der Grundstein der gesamten Quantenmethodik von unserem Geist und der Fähigkeit, unsere Gedankenwelt zu ordnen gebildet wird.

Somit liegt es nahe, dass das Praktizieren der Meditation ein Meilenstein in der Heilung von Krankheiten aber auch des Wandels unserer äußeren Umstände darstellt.

Der bekannte Quantenheiler Dr. Joe Dispenza macht sich dieses Wissen zunutze und hilft Tausenden von Menschen dabei, die Macht der Meditation mithilfe des Quantenfeldes wiederzuentdecken und sich damit von alten Gedankenfesseln zu befreien.

Er beschreibt in seinen Büchern und Seminaren verständlich, was in Ihrem Gehirn passiert, wenn Sie Ihren Alltag, und somit Ihrem Ihnen vertrauten Leben nachgehen.

Das Gehirn merkt sich Ihre Umgebung und wie Sie unbewusst darauf reagieren.

Reagieren Sie immer wieder in der gleichen Weise, merkt sich Ihr Gehirn folglich auch dies.

So spielen sich bestimmte Reaktionsweisen so sehr ein, dass sie quasi automatisch ablaufen.

Ihr somit von Ihnen erschaffenes inneres neuronales Netzwerk weiß dann schon im Voraus, wie Sie sich fühlen werde, was Sie sagen werden und was Sie vermutlich denken werden.

Es verankert Sie fest in den Gewohnheiten, die es Minute für Minute, brav von Ihnen konditioniert, abspult.
Sie leben somit aus den Erinnerungen und Erfahrungen, und Ihre Erwartungen speisen sich aus dem, was Ihnen vertraut ist.
Somit befinden Sie sich letztendlich in einem selbst gebauten Hamsterrad und glauben immer noch, dass es nicht möglich wäre, ein Schöpfer der eigenen Realität zu sein.
Machen Sie sich dennoch bewusst:
Wenn Sie Ihr Leben bis zu diesem Zeitpunkt in eine ganze bestimmte Richtung gesteuert und Ihr neuronales Netzwerk darauf programmiert habe, warum lassen Sie sich dann von einem Menschen in weißem Kittel einreden, Sie könnten diese Vernetzung nicht wieder rückgängig machen?
Und so werden Ihr Geist und Ihre Reaktionsweisen zusammen mit Ihrem gesamten Leben immer beschränkter.
Denn wenn Ihr Denken permanent auf die leere Hälfte des Glases gepolt ist, werden Sie dementsprechend auch nur noch, egal wo Sie

hinschauen, die leere Hälfte sehen und, egal wie schön das Leben auch sein mag, nicht mehr erwarten, dass mal ein volles Glas auftauchen könnte.
Und selbst wenn Sie ein volles Glas Wasser entdecken würden, schaltet sich Ihr, von Ihnen über Jahre antrainiertes neuronales Netzwerk ein, das sagt:
"Hier muss was falsch laufen, warum ist das Glas denn plötzlich so voll?"

Und weil Sie erst gar nicht aktiv nach vollen Gläsern Ausschau halten, sie nicht herbeisehnen und sich auch gar nicht wirklich vorstellen können, was Sie damit dann tun sollten, werden sie auch nicht auftauchen.
Denn dies ist die Reiz-Reaktions-Reiz-Reaktions-Kette, bei der das Gesetz des Quantenfeldes zuschlägt.

Und an diesen Punkt kommt die Jahrtausende alte Tradition der Meditation ins Spiel.

In der meditativen Praxis geht es letztendlich darum, dass wir, aus der Sicht der Quantenheilung, zum Beobachter unserer eigenen Zukunft werden.
Während der Meditation trainieren wir unser Gehirn darauf, von den Frontallappen in das Cerebellum umzuschalten.
Wo der Frontallappen für unser alltägliches Denken und Analysieren zuständig ist, befindet sich das Cerebellum auf der Frequenz der Gefühlsebene.

In der Quantenmeditation geht es vor allem darum, ein erstes neues neuronales Netzwerk anzulegen.
Unsere alten Neuronen Autobahnen auszubauen, aber auch neue anzulegen.
Dies funktioniert jedoch nicht über das einfache Sitzen in der meditativen Stille.
Das wiederholte sich des Raumes bewusst werden, in dem man sich gerade befindet, ermöglicht es den Gehirnwellen, niederfrequenter zu schwingen und unserem

Geist sich mit dem Unterbewusstsein zu verknüpfen.

Dieses sich bewusst werden über das körperliche Empfinden im Raum sorgt dafür, dass wir den analytischen Verstand beinahe ausschalten und zurück in das Gespür für unseren eigenen Sein-Zustand finden.

Wir denken weniger, wenn wir die Aufmerksamkeit bewusst auf bestimmte Teile unseres Körpers lenken.
Und wenn wir der Meditationspraxis in diesem Sinne weiter folgen und schließlich die Aufmerksamkeit weiter ausbreiten, z. B. auf den Körper als Ganzes und das Empfinden um Zusammenhang zu seiner Umgebung, dann wechseln wir schließlich in den Fokus einer weiten, stillen und unendlichen Aufmerksamkeit.

In dieser einzigartigen Qualität der Aufmerksamkeit können sich unsere destruktiv vorprogrammierten Gehirnwellen leicht synchronisieren und wieder ordnen.

Wissenschaftler konnten dieses Phänomen mithilfe eines Gehirnscans messen, allerdings kann man es an der eigenen immer stärker werdenden Klarheit und Fokussiertheit sehr intensiv am eigenen Körper wahrnehmen.

Auch wenn Sie bis zu diesem Zeitpunkt nicht auf die Idee gekommen sind, eine Meditationspraxis mit in Ihren Alltag zu integrieren ist dies ein wichtiger Schritt, wenn wir uns mit dem Thema der Selbstheilung mithilfe des Quantenfeldes beschäftigen.
Denn wie Sie schon gelernt haben, ist es uns nur in der stillen Weite möglich, Zugriff auf das in uns bereits bestehende morphogenetische Feld zu erhalten.

Mit Ihrem Geist und den ihm innewohnenden Fähigkeiten verhält es sich letztendlich ähnlich wie mit einem See, in den Sie einen Stein werfen.

Erst wenn das Wasser wieder zur Ruhe gekommen ist, können Sie den Stein am Boden des Sees erkennen und Ihr Spiegelbild klar und deutlich wahrnehmen.

In diesen Zustand der Ruhe können wir uns mithilfe der Meditationspraxis gleiten lassen, wenn wir uns frei machen, von der Hektik des Alltags.

Natürlich wird es Ihnen zu Anfang schwerfallen "einfach nur" dazusitzen und die Zeit verstreichen zu lassen.
Glücklicherweise sollte genau dies im Falle der Quantenheilungsmeditation nicht der eigentliche Hintergedanke sein.
Denken Sie noch einmal zurück an die Grundannahme, dass Ihre Gedanken Ihre Realität erschaffen können und dort Wachstum und Entwicklung vonstattengeht, worauf Sie Ihre Energie lenken.

In dieser Meditation geht es darum, dass Sie sich, neben dem gewahr werden Ihres Körpers im Raum, Ihr „Zukunfts-Ich“ vorstellen.
Und zwar in allen Farben und Facetten, die Sie sich in Ihrem Leben wünschen.
Handelt es sich um einen Krankheitszustand, sollten Sie kreativ werden und sich vielleicht vorstellen, wie Ihre Zellpolizei die erkrankten Eindringlinge aus dem System schleust.
Sie können sich jedoch auch ein Bild davon machen, wie Sie wieder freudestrahlend zusammen mit Ihrem Hund gemeinsam über die Wiese laufen, oder wie Sie wieder ein Buch lesen können.

Es ist einfach nur immens wichtig, dass Sie sich das Bild von Ihrer Zukunft klar und deutlich vorstellen. Und fühlen!

Ohne Emotion ist ein Gedanke machtlos.

Integrieren Sie das von Ihnen lang ersehnte Gefühl der Freude, des Glücks und der Dankbarkeit in Ihre Vorstellung.

Sie werden erkennen, dass es kaum etwas gibt, womit man die eigene Lebenszeit sinnvoller verbringen kann als mit einer wahrhaftig ausgelebten Meditation.

Die Bücher und Meditationen von Dr. Joe Dispenza, der sich mit der von ihm angewandten Methode selbst heilen konnte, sind in jedem Fall empfehlenswert, wenn es Ihnen am Herzen liegt, mit der Meditationspraxis einen Schritt in eine gesunde Zukunft zu wagen.

Die praktische Selbstanwendung

Nun ist es an der Zeit, das Gelernte in die Tat umzusetzen.
In den folgenden Abschnitten bringen wir Ihnen die einzelnen Methoden der Quantenheilung noch einmal ein wenig näher, geben für jede ein anwendbares Praxisbeispiel und konzentrieren uns abschließend in der Ausführung auf die am weitesten verbreitete Methode.

Die für den Anfang geeignetste Methode findet sich in der Matrix-Awareness-Anwendung.

Hierbei handelt es sich, wie Sie schon wissen, um eine Form der Quantenheilung, die auf der klassischen 2 Punkt Methode nach Bartlett aufbaut, diese mit der Quantum-Entrainment-Methode kombiniert, und diese zusätzlich mit der Kunst der Herzensmediation und der damit verbundenen intensiven Kohärenz zum morphogenetischen Feld kombiniert.

Die kraftvolle Wirkung der Meditation, in der wir unsere Herzenergie verstärken, der bewussten Wahrnehmung unseres Seins sowie der Entschleunigung unseres Lebens trägt ausschlaggebend dazu bei, dass die in der Matrix-Awareness-Methode angewandte 2 Punkt Technik zu wirken vermag.

Es ist die perfekte Kombination um nicht nur eine körperliche Herausforderung zu lösen, sondern auch Ruhe, Frieden und Glück in das gegenwärtige Leben zu ziehen, indem man in der Bewusstwerdung des jetzigen Momentes den Verstand zur Ruhe bringen kann, um auf das machtvolle Wirken der Quantenheilung zugreifen zu können.

Das Leben bewusst gestalten

"Eine Methode ist erst dann heilsam, wenn sich der Geist im See zu spiegeln vermag".

Lassen Sie sich diesen Leitsatz für einen kurzen Moment auf der Zunge zergehen und in Ihr Herz sinken.
Besinnen Sie sich in Ihren Gedanken noch einmal darauf, worum es bei dem Weg zum Quantenheiler wirklich gehen mag.
Oft scheint es, als würde man mit nur einer Berührung, dem Menschen seine Last nehmen können.
In vielen Vorträgen wird der Wunderheilung durch einmaliges Handauflegen eine enorme Kraft zugesprochen und dabei vergessen, dass der Mensch aus so viel mehr besteht als nur aus seiner Krankheit sowie seiner Gesundheit.

Neben schwarz und weiß gibt es in Ihrem alltäglichen Leben unzählige Grauzonen, mit denen Sie zurechtkommen müssen, wenn Ihr Quantenheiler nicht in der Nähe ist, oder Sie Ihrer persönlichen Meinung nach derzeit keine zu behandelnde Beschwerde mit sich herumschleppen.

Es ist äußerst wertvoll, zu wissen, wie man die Methode der Quantenheilung praktisch anwendet.
Es ist umso hilfreicher zu erkennen, dass man das höhere Selbst auf einen Modus umstellen kann, den ich gerne als den "inneren Heiler" bezeichne.
Noch wertvoller ist es, in dem Vertrauen leben zu können, dass wir allgegenwärtig in diesem Zustand leben können.

Dies ist der Grund, warum Sie nicht einfach "nur so" eine Quantenheilungsmethode anwenden sollten.

Vielleicht werden Sie enttäuscht sein, dass sich ein Erfolg nicht langfristig einstellen wird.

Um Ihnen das Prinzip ein wenig einfacher vor Augen zu führen, können wir unsere Methode der Quantenheilung mit einer Diät vergleichen.
Jeder wird einen Erfolg erzielen.
Nach 2 -3 Wochen haben Sie Ihr Wunschziel erreicht, die Kilos sind gepurzelt und nach 21 Tagen Kohlsuppe und absolutem Verzicht auf alles, was Lecker ist, freuen Sie sich schon wieder darauf, aus vollem Genuss heraus zu schlemmen.
Nur knapp eine Woche später stehen Sie mit großen Augen auf der Waage und haben Tränen in den Augen, als Sie die zugenommenen Pfunde schwarz auf weiß auf der Anzeige präsentiert bekommen.

Warum das immer wieder passiert?
Weil Sie, einfach und direkt ausgedrückt nicht dazu bereit waren, Ihr Leben bewusst umzugestalten.

Immer mal wieder die Methode der Quantenheilung anzuwenden und zu hoffen, dass sich ohne Weiteres zu tun, von ganz allein das

bisher vielleicht ziemlich mies laufende Leben ändert, wird auch weiterhin ein farbenfroher Tagtraum bleiben.
Wenn Sie erst einmal beginnen, die Techniken der Quantenheilung in Ihr Leben zu integrieren sollten Sie die Augen öffnen.
Das Universum wird Ihnen auf kurz oder lang immer wieder Hinweise senden, die Sie auf Ihrem Weg zur Heilung wahrnehmen müssen, um einen Schritt in die richtige Richtung zu wagen.

Manchmal mag es sich nur um das tiefe Fühlen einer Emotion handeln, in anderen Momenten um eine große Veränderung, die es vielleicht erfordert, dass Sie Ihren Job kündigen.

Gehen Sie bei allem, was Sie tun, mit Achtsamkeit vor.
Beobachten Sie bewusst Ihre Gedanken, nachdem Sie am Morgen die Augen aufgeschlagen haben und verwandeln Sie die möglicherweise nebeligen Worte in positive Glaubenssätze.

Bereiten Sie achtsam und voller Liebe Ihr Frühstück zu und schenken Sie Ihren Liebsten Tag für Tag ein Lächeln mehr.
Atmen Sie!
Denn atmen bedeutet Leben.
Erfreuen Sie sich an den scheinbaren Kleinigkeiten in Ihrer Umgebung und sein Sie dankbar für jedes Rapsfeld, an dem Sie auf dem Weg zur Arbeit entlangfahren.

Es sind die Kleinigkeiten, die den Weg zur erfolgreichen Quantenheilung erst wahrhaftig möglich machen.

Denn die Welt der Quanten ist eine Energie, die auf Emotionen reagiert.

Emotionen entstehen bekanntermaßen tief in unserem Herz.

Also sein Sie dazu bereit, Ihr Leben und die Sicht darauf aus tiefstem Herzen zu einem bewussten und liebevollen Erleben werden zu lassen, anstatt sich weiterhin im Teufelskreis eines Jo-Jo-Effektes zu befinden, der Sie auf kurz oder lang Ihr eigenes Grab schaufeln lässt.

Praxisbeispiel: 2 Punkt Methode nach Bartlett

Bei der 2 Punkt Methode nach Bartlett handelt es sich zunächst um eine einfache physische Anwendungsform.

Hierbei spielt es tatsächlich keine Rolle, ob man sich selbst oder die Person an der man die Quantenheilung ausführen möchte direkt berührt, oder einen kleinen Abstand zwischen der Hand und dem Körper freihält.

Die Energie wird in jedem Fall von Ihrer Hand in die von Ihnen erwählte Körperpartie fließen.

1. Beginnen Sie zuallererst damit, sich über die Sie, oder Ihr Gegenüber, belastende Situation klar zu werden.

   Betrachten Sie die Situation, in der Sie stark negativ reagieren genauer gesagt ein körperliches Leiden mit sich tragen.

   Achten Sie auf Ihre Gefühle und an welcher Stelle genau Ihr körperliches Leiden sitzt.

2. Zu Beginn wird die linke Hand auf eine Stelle des Körpers gelegt (oder mit sanftem Abstand schwebend darüber gehalten) die entweder Schmerzen verursacht oder Heilung benötigt.
   Mit dieser Berührung wird der sogenannte "negative Anker" fixiert.
   Die Gedanken müssen sich nun nicht mehr auf das negative Gefühl oder das körperliche Leiden konzentrieren.
   Durch diesen Anker dürfen Sie dem Körper und dem Verstand erlauben loszulassen.
   Sollte Ihnen die Stelle, die Probleme bereitet, jedoch nicht bekannt sein, dann bieten sich für den ersten Versuch bestimmte Körperstellen wie Nacken, Arme aber auch die Schultern sowie der Rücken dafür an.
3. Anschließend können Sie bei der Quantenheilung 2 Punkt Methode die rechte Hand auf eine beliebige Stelle des

eigenen Körpers oder des Körpers Ihres Gegenübers legen.

Sie sollten nicht darüber nachdenken, wo genau Sie Ihre Hände hinlegen, sondern die Ihre Hände durchströmende Energie rein intuitiv die richtige Stelle finden lassen.

Häufig macht sich die korrekte Verbindung durch ein leichtes Kribbeln oder ein Gefühl der Wärme, aber auch Kälte bemerkbar.

Verbinden Sie dieses positive energetische Wirken nun mit einem heilenden Glaubenssatz wie z. B.:

„Ich liebe meinen Körper!
Diese Stelle meines Körpers ist beweglich
(geheilt, frei von Entzündung etc.).“

Im Falle der positiven Glaubenssätze sind Ihrem Einfallsreichtum keine Grenzen gesetzt.

Achten Sie nur darauf, dass Sie Negationen vermeiden und sich einen Glaubenssatz erschaffen, der Ihr zukünftiges Selbst in seiner strahlendsten Version darstellt.

4. Nun sind wir bei dem, in der 2 Punkt Methode, wichtigen Punkt angekommen, alle immer wieder im Geist aufwirbelnden Gedanken auszuschalten und nur mit dem reinen Bewusstsein zu arbeiten.
   Versuchen Sie sich, für eine von Ihnen vorher festgelegte Zeit auf Ihren Atem zu konzentrieren.
   Falls es Ihnen schwerfallen sollte, Ruhe in den Affenzirkus Ihres Verstandes zu bringen, versuchen Sie, das Einatmen aber auch das Ausatmen mit neuen Glaubenssätzen zu verankern.
   Einatmen: Beim Einatmen empfinde ich tiefe Ruhe!
   Ausatmen: Beim Ausatmen lächle ich!

Mit dieser feinen, das Bewusstsein aktivierenden Übung während des meditativen Zustandes in

dem Sie sich zum Zeitpunkt der Anwendung der 2 Punkt Methode befinden, ermöglichen Sie es Ihrem Geist, Zugriff auf die Matrix zu erlangen, in der sich Ihr aus dem Gleichgewicht geratenes Selbst wieder, wie von Geburt an vorhergesehen, strukturieren kann.
Wird das belastende Gefühl oder das körperliche Leiden nicht vollständig transformiert, können Sie davon ausgehen, dass sich eine weitere Blockade hinter Ihrer Problematik verbirgt, welche das von Ihnen bewusst wahrgenommene Problem aufrechterhält.

Jetzt heißt es somit für Sie, sich darüber bewusst zu werden, was dieser, sich noch im Schatten befindende Prozess sein kann.
Wenn Sie damit große Schwierigkeiten haben, können Sie für die ersten Schritte auch einen Coach aufsuchen, der zusammen mit Ihnen das Thema analysiert und anschließend erfolgreich transformiert.

Bewusst sollte Ihnen auch Folgendes sein:

Die eigentliche Behandlung führen weder Sie selbst noch ein weiterer Anwender durch.

Letztendlich geht es immer darum, die in Ihnen schon vorhandene sogenannte Matrix oder Urenergie wieder richtig einzustellen.

Praxisbeispiel: die Quantum-Entrainment-Methode nach Kinslow

Der Hauptbestandteil der Quantum-Entrainment-Methode ist das reine Gewahrsein. Gewahr zu sein bedeutet letztendlich, einfach zu beobachten, frei von jeglicher Bewertung und ohne sich dabei zu konzentrieren oder jedwede Form der Anstrengung zu praktizieren.

Vergleichen kann man dies wunderbar mit einem Ozean, auf dem ein Großteil der Menschen sich mit einem Boot an der Oberfläche bewegen.
Die Quantum-Entrainment-Methode ermöglicht es uns, auf den Grund des Ozeans abzutauchen und das sogenannte EU-Gefühl wahrzunehmen.
Ein Gefühl, welches sich mit der Wahrnehmung des grenzenlosen Geistes umschreiben lässt.
Es wird von den meisten Menschen wahrgenommen als Friede, Freude, Stille, Glückseligkeit aber vor allem dem Gefühl der bedingungslosen Liebe.

Wie Frank Kinslow in seinen Kursen mehrfach betont:
Keine Methode oder Technik dieser Welt hat je geheilt.
Kein einziger Mensch hat je geheilt.
Heilung ist die Reflexion des reinen Gewahrseins im Geist.

Somit behauptet er selbst von seiner Methode, dass die Technik bei dieser Heilmethode eher zweitrangig ist aber dennoch, ein paar wichtige Punkte berücksichtigt werden müssen.

Die 3 QE©-Prinzipien besagen:

1. Ruhe ist die universelle Heilerin.
2. Je tiefer die Ruhe, desto tief greifender die Heilung.
3. Reines Gewahrsein ist die tiefste Ruhe, die wir erfahren können.

Das EU-Gefühl erzeugen:

Diese Art von Wohlgefühl, welches ich zu Anfang schon beschrieben hatte, entspringt dem reinen Bewusstsein.

Es ist ein Wohlgefühl von vollkommener Freude, tiefem Frieden, der Stille aber auch Glückseligkeit und Liebe, welches nicht an äußere Umstände oder Bedingungen geknüpft ist.

Dieses Wohlgefühl beschreibt das Gefühl unseres natürlichen Sein-Zustandes und ist der Ort, an dem Heilung geschehen kann.

In diesem Fall ist es äußerst wichtig die Gefühle, die aus einer Situation heraus entstanden sind, als etwas zu akzeptieren, was von unserem rationalen Verstand auf Basis unserer vergangenen Erinnerung entstanden ist.

Diese Gefühle entstammen dem Ego, welches wir durch unsere negativen Gefühle nur zu gut darauf konditioniert haben, sich einzumischen.

Das durch den Namen EU-Gefühl beschriebene Wohlgefühl arbeitet hiermit als ein wichtiger Bestandteil der Quantum-Entrainment-Methode.

Das Wohlgefühl schafft es mit ein wenig Übung, die aus der Vergangenheit konditionierten

Gefühle zu neutralisieren und eine Blaupause zu schaffen, Ihnen quasi die Matrix zu eröffnen, in der es tausend Möglichkeiten Ihrer Zukunft gibt.

Das Formulieren einer Absicht:

Neben der Entwicklung des Fühlens des Sein-Zustandes im Hier und Jetzt ist es im zweiten Schritt an der Zeit, eine klare Intention oder Absicht zu formulieren.

So kann dem, durch das EU-Gefühl erzeugten, reinen Bewusstsein die Richtung gewiesen werden, welche heilsame Form Ihre Zukunft annehmen soll.

Im Falle einer krankhaften Veränderung des Systems muss dabei im zweiten Schritt genau festgelegt werden, was nun geheilt werden soll.

Der finale Schritt dreht sich um Ihre Vision von einer gesunden Zukunft.

Stellen Sie sich bildlich und lebhaft vor, wie Ihr Leben aussehen würde, wenn Sie Ihre Gesundheit wiedererlangt hätten.

Je detaillierter und strukturierter Ihr Wunsch an das Quantenfeld ausgerichtet ist, desto schneller kann der Heilungsprozess vonstattengehen.
Es darf kein Zweifel daran bestehen, dass Ihr gesundes "Ich" schon ein Teil Ihres Lebens ist und Sie ihn nun mit der Kraft Ihrer Gedanken zum Leben erwecken.

Den Prozess physisch anregen:
Nach der Anleitung von Kinslow selbst dürfen Sie sich für diese Visualisierung in eine Position der absoluten Entspannung begeben.
Haben Sie sich die mentale Heilungsvision bewusst gemacht, geht es nun darum, mit jeweils zwei Fingerspitzen der linken Hand einen verspannten und mit je zwei Fingerspitzen der rechten Hand einen nicht verspannten Muskel zu berühren.
Somit integrieren Sie hier wieder die 2 Punkt Methode nach Bartlett.
Mit dem allumfassenden Bewusstsein und dem Ihnen innewohnenden Wohlgefühl verweilen Sie

nun mit Ihrem Bewusstsein einige Sekunden bei beiden Fingern gleichzeitig.

Sobald sich eine Entspannung der Muskeln einstellt, kann die Anwendung beendet werden und Ihr Körper beginnt von allein über die Welt der Quanten für Sie den Heilungsprozess einzuleiten. Bei dieser Methode wirken die Einflüsse der Heilung erfahrungsgemäß noch lange Zeit nach der Sitzung auf Ihr System ein.

Praxisbeispiel: die Matrix-Awareness-Methode

Wie schon erwähnt handelt es sich bei dieser Methode um eine Kombination aus der 2 Punkt Methode und der Aktivierung unserer Herzenergie.

Im Vergleich zu den klassischen Methoden geht es hierbei darum, durch die geistigen und mentalen Fähigkeiten das Energiefeld um unser Herz herum zu erweitern und somit eine fast magische und kraftvolle Schwingung, um unseren Körper herum zu erzeugen, die Heilung ermöglicht und Glück in Ihr Leben zieht.

Praxisbeispiel:

Ausgangssituation: Rückenschmerzen

1. **Wohlgefühl erzeugen:**
   Nehmen Sie sich vor der Anwendung der Methode 10 Minuten Zeit, um sich in einer

bequemen Position hinzusetzen oder es sich im Liegen bequem zu machen und aufmerksam in Ihren Körper hinein zu spüren.

Achten Sie darauf, dass Sie tief und gleichmäßig ein und wieder ausatmen.

Fühlen Sie sich glücklich.

Erzeugen Sie vor Ihrem inneren Auge einen Moment Ihres gesunden Ichs und spüren Sie, wie ein leichtes Kribbeln im Bauch entsteht.

Dieses Gefühl merken Sie sich bitte.

Speichern Sie es in Ihrem Zellgedächtnis ab.

Je öfter Sie in dieser Übung verweilen, desto leichter wird es, das Wohlgefühl abzurufen und den ersten Schritt gegebenenfalls in der Zukunft zu überspringen.

Machen Sie sich in diesem ersten Teil er Übung auch schon den Raum um Ihr Herz herum bewusst.

Stellen Sie sich das es umgebende Energiefeld wie eine goldene Kugel vor, welche, je mehr Sie Ihr Wohlgefühl darauf ausrichten immer größer und kräftiger wird.

2. **Das Bewusstseinsdreieck setzen:**

Bleiben Sie nun in Ihrer bewussten Meditationshaltung und spüren Sie die Energie um Ihr Herz herum.

Was ist Ihre Intention?

Finden Sie Ihren Glaubenssatz!

Bspw. „Ich fühle mich frei und beweglich“ oder „Ich bin schmerzfrei“ oder „Meine Rückenmuskulatur ist entspannt und heilt“.

Bei dem Glaubenssatz genauer gesagt der Intention ist es wichtig, dass die Ihre eigenen Worte finden, von denen Sie tief im Innern überzeugt sind.

Spüren Sie die Emotion!

Wie würde es sich anfühlen, wenn Ihre Rückenschmerzen verschwunden wären?

In diesem Moment greifen Sie auf das von Ihnen in der Meditation bereits erlebte Wohlgefühl zurück!
Diese intensiv von Ihnen wahrgenommene Emotion stärkt das magnetische Feld um Ihr Herz.
Erzeugen Sie die Vision Ihrer schmerzfreien Zukunft!
Lassen Sie einen Film vor Ihrem inneren Auge entstehen, wie Sie eine Situation erleben, die es mit Ihren derzeitigen Rückenschmerzen unmöglich macht, zu genießen.
Haben Sie ein Kind, dann stellen Sie sich im Detail und in allen möglichen Farben vor, wie Sie Ihr Kind wieder schmerzfrei durch die Gegend tragen können.
Wenn Sie gerne Sport machen, stellen Sie es sich vor.

3. **2 Punkt Welle aktivieren:**

Legen Sie nun die Finger Ihrer linken Hand auf die Stelle, an der Ihr Rücken schmerzt.

Lokalisieren Sie den Punkt ganz genau.

Jetzt ist der Moment, in dem Sie Ihr Bewusstseinsdreieck anwenden.

Sagen Sie sich in Ihrem Inneren den Glaubenssatz z. B. „Meine Rückenmuskulatur ist entspannt und heil!“.

Aktivieren Sie das Wohlgefühl, welches Sie bei diesem Gedanken überkommt, und gehen Sie nun gedanklich in die Vision Ihrer gesunden Zukunft.

Haben Sie diesen Schritt erfolgreich integriert, legen Sie die Finger der rechten Hand auf eine x-beliebige Stelle Ihres Körpers und erzeugen Sie damit die Blaupause, die Ihr Körper benötigt, um Heilung geschehen zu lassen.

4. **Die Herzenergie aktivieren:**

Bleiben Sie nun in diesem Zustand.
Visualisieren Sie intensiv, wie das goldene Feld um Ihr Herz herum immer größer wird und den gesamten Raum um Ihren Körper herum einnimmt.
Diese Kraft, aus Ihrem Herzen heraus ist die Energie, die Veränderung in Ihrem Leben bewirken wird.
Spüren Sie, solange wie möglich das Gefühl eines Lebens, frei von Rückenschmerzen.
Bleiben Sie, solange wie möglich in der von Ihnen kreierten gesunden Zukunft.
Wenn Sie spüren, dass Ihre Gedanken abschweifen, lassen Sie dies zu und nehmen Sie 3 tiefe Atemzüge.
Sie haben die Möglichkeit, die Methode zu wiederholen.

Das Ausbildungsprinzip: die Ur-Matrix-Methode

Die Ur-Matrix-Methode nach Stefan Bratzel wird seit 2010 als offiziell anerkannte Heilmethode im Bereich der Quantenphysik angesehen.
Angepasst an die sich immerfort ändernden energetischen Ansprüche unserer Zeit findet sie mittlerweile viele Anwender in den Kreisen der Quantenheilung.

Die Ur-Matrix-Methode bietet mit einem Ausbildungssystem über mehrere aufeinander aufbauenden Stufen ein umfangreiches, vertiefendes Wissen in Bezug auf die Arbeit mit dem morphogenetischen Feld und der eigenen Ur-Matrix.
Da es sich hier um ein sehr umfangreiches Anwendungsprinzip handelt, das jedoch letztendlich auch "nur" auf den Ihnen schon bekannten Methoden der Quantenheilung basiert, werde ich Ihnen einen kleinen Überblick über die einzelnen Lernschritte aufzeigen.

1. Auf der ersten Stufe lernen Sie die Ihnen schon bekannte 2 Punkt-Methode nach Kinslow kennen.
   Sie erfahren, wie Sie es schaffen, Ihr Energiesystem auf Heilung umzuschalten und somit die schon besprochene Reorganisation des Organismus und der Zellstruktur zu aktivieren.
   Des Weiteren wird die zielorientierte Intention und Absicht auf der Gefühlsebene integriert, damit die somit erzeugte Energie für die Transformation Ihres individuellen Themas eingesetzt werden kann.
   Eine Besonderheit im Vergleich zu den bisherigen Methoden beschreibt die Technik, Korrekturen auf der Zeitlinie in der Vergangenheit durch die Kraft der Gedanken vornehmen zu können.

2. In Stufe Nummer 2 geht es vor allem darum, den ganzheitlichen Charakter

eines Quantenheilungsprozesses zu verstehen.
Somit wird hier gelehrt, wie man den physischen Körper optimal bei der Reorganisation der Zellen unterstützen kann.
Außerdem werden die einzelnen Heilungs- und Reorganisationszyklen betrachtet und Sie lernen, wie Sie diese erkennen und für Ihren Heilungsprozess nutzen.

3. Im dritten Schritt der Ausbildung zum Ur-Matrix-Heiler geht es vor allem darum, zu erkennen, wie man mit der Ur-Matrix schädliche Einflüsse für Körper und Psyche auflöst, wie man mithilfe von Archetypen und Symbolen, aber auch dem Ausgleich der Chakren Energie die Heilung manifest werden lassen kann.
Auch die Thematik des Manifestierens starker Glaubenssätze steht hier mit im Fokus.

Training: Die Quantum Entrainment Methode im Detail

1. Erklärungsmodell

Warum die Arbeit mit dem Quantenmodell der Quantum-Entrainment-Methode so wichtig ist, liegt an der Art und Weise, wie unser Weltbild im Allgemeinen entsteht.

Jeder Mensch auf diesem Erdball besitzt eine unterschiedliche Sicht in Bezug auf das alltägliche Geschehen und die Funktionsweise der Naturgesetze auf unsere Welt.

Jede Person lässt somit aus ihrer Sicht der Dinge eine eigene und individuelle Realität entstehen.

Nun kommt es des Öfteren vor, dass uns Individuen vonseiten der Wirtschaft, der Politik aber auch im direkten Umkreis eine gewisse Sicht, auf die um uns herum geschehenden Dinge über Jahre hinweg aufgedrängt haben.

Folglich hat nicht mehr nur Person A dieses bestimmte Bild von der scheinbaren Realität, sondern auch Person B, C und D.

Je mehr Menschen sich dieses Weltbild aneignen, desto eher wird es zu einem Paradigma.

Dieses Bild der Realität wird dann über Jahre hinweg die Norm, das einzig Wahre und ist die Basis für Aussagen wie:

"Das war schon immer so, das kann doch gar nicht anders sein!"

Aber auch

"Diese Krankheit ist unheilbar".

Die Strukturierung des uns seit mehreren Jahrhunderten bekannten "Paradigmas" in dem wir leben und aufgewachsen sind, begründet auf dem Wissen von drei damals hoch angesehenen Persönlichkeiten:

1. Der Naturwissenschaftler und Philosoph Rene Descartes, der davon ausgegangen ist, dass alles, was wir in unserem Leben wahrnehmen

beweisbar und berechenbar ist und unser Körper einer "biologische Maschine" gleicht, die man, wenn sie einen Defekt aufweist, einfach in Ihre Einzelbestandteile aufteilen und wieder reparieren kann.

2. Des Weiteren prägte Isaac Newton mit seinem "Ursache – Wirkung Prinzip" die Sicht der Menschheit auf unsere Welt.
3. Charles Darwin, der die von ihm ergründete biologische Entwicklungsgeschichte des Menschen an seine beiden Vorgänger anschloss.

Charles Darwin erschuf mit seinem Wissen jedoch nicht nur das fantastische Wissen über die von ihm erforschte Evolutionstheorie, sondern auch die uns heute bekannte distanzierte und auf Kampf sowie Macht ausgelegte Ellbogengesellschaft in der ausschließlich das Motto:
"Der Stärkere gewinnt" zählt.

Kurz zusammengefasst sind wir in der Theorie dieser drei zu Ihrer Zeit brillanten Forscher immer nur die Wirkung auf einen Umstand im Außen.

Erst unsere heutige moderne Physik, in diesem Fall die Quantenphysik aber auch die Weisen der, uns in Ihrem Wissen Jahrtausende voraus, erfahrenen Urvölker geht davon aus, dass der Mensch selbst auch die Ursache einer Realität sein kann und somit in der Lage dazu ist, die ihm präsentierte Realität eigenständig zu verändern.

In diesem Wissen geht man davon aus, dass alles in unserem Universum miteinander verbunden ist und es so etwas wie eine "göttliche Intelligenz" gibt, die es uns ermöglicht, nicht mehr ausschließlich im alten Weltbild der reinen Materie zu leben, sondern auch im feinstofflich energetischen Bereich zu agieren und somit der Verursacher einer vollkommen neuen Realität zu werden.

Eine Realität, in der wir nicht mehr nur nach dem, von unserem Verstand erschaffenen, auf

Trennung basierendem "Entweder – Oder" Prinzip, sondern nach dem "Sowohl als auch" Prinzip existieren.
Mittlerweile wurde zudem festgestellt, dass jeder Mensch zwei elektromagnetische Felder um sich herum trägt.
Das Kleinere von beiden bildet sich um den Kopf herum, das Größere formt sich um unser Herz. Es ist 100 – 150-fach stärker als das, sich um unseren Kopf herum bildende Feld.

2. Das Wohlgefühl – Basis allen Wirkens in der Quantenheilung

Wenn Sie sich in den Zustand des Wohlgefühls bringen, stärken und erweitern Sie das Feld Ihrer Herzenergie.

Es ist, wie Sie schon wissen, wichtig, die Emotion in unserem Feld zu erzeugen, die wir in unser Leben ziehen wollen.

Denn wie Sie gelernt haben, verbindet sich eine energetische Emotion immer, mit der zu Ihr passende Energie, und zieht somit noch mehr Menschen oder Geschehnisse in Ihr Leben, die Wut beinhalten oder erzeugen.

Wenn wir uns also mithilfe der Meditation in einem Zustand der vollkommenen Ruhe befinden, haben wir von dort aus, aus unserem vollen Bewusstsein heraus, die Chance ein Wohlgefühl zu erzeugen, welches die Basis unserer Energiearbeit darstellt, da unser morphogenetisches Feld um unser Herz herum, mit diesem in unserem energetischen Herzfeld vorherrschende Wohlgefühl, nur noch mehr dieser allumfassenden positiven Energie in unser Leben ziehen kann.

Mit der Hilfe dieses Wohlgefühls können Sie es außerdem schaffen, ein destruktives, häufig unbewusst von Ihnen erzeugtes, Energiefeld umzuwandeln.

Um dieses Vorgehen unserer energetischen Struktur genauer verstehen zu können, empfehle ich Ihnen, sich in Ruhe mit dem Doppelspaltexperiment zu beschäftigen.

Kurz zusammengefasst erklärt es, dass wenn wir aufhören dauerhaft und ständig unsere Gedanken und das Geschehen, um uns herum zu beobachten, eröffnen uns unsere Quanten ein Feld der allumfassenden Möglichkeiten.

Beruhigen wir also unseren Geist und bringen den aufgewühlten See in uns zur Ruhe, ist es unserem energetischen Grundgerüst möglich, eine Realität, Gesundheit oder ein Umfeld zu erschaffen, das wir mit unserem starren Verstandesbewusstsein nicht hätten erzeugen können.

Beginnen wir zu denken und unserem von dem Außen erzeugten Gedankenfeld zu folgen, wird sich die von uns erwartete verstandesmäßige Realität verwirklichen.

Leider ist dies jedoch oft nicht die Realität, die wir uns aus dem Herzen heraus wünschen.

3. Das Bewusstseinsdreieck Intention, Emotion, Vision

Noch bevor Sie aktiv in die Anwendung der 2 Punkt Methode gehen, ist es wichtig, die Grundlage der Heilung zu legen.

Die Grundlage der Quantenheilung ist die genau definierte Intention, die sich hinter Ihrem Heilungswunsch befindet.

Diese Intention manifestiert sich am besten, wenn Sie einen tiefsitzenden Glaubenssatz mit einer Emotion und einem inneren Bild verbinden.

Haben Sie die Absicht, sich von Ihren chronischen Rückenschmerzen zu befreien, nutzen Sie z. B. folgenden Glaubenssatz:

"Ich fühle mich frei und beweglich!"

Dies ist jedoch nur ein Beispiel, denn es ist immens wichtig, dass Sie Ihren eigenen, sich tief in Ihrem Herzen befindenden Glaubenswunsch mit Ihren eigenen Worten gestalten.

Als Nächstes werfen Sie einen Blick auf das Gefühl, welches Sie empfinden würden, wenn Sie von Ihren Schmerzen befreit wären.

Dieses Gefühl müssen Sie lernen zu spüren!

Es soll sich in Ihrem gesamten Körper ausbreiten.

Freude, Dankbarkeit und Liebe sind Emotionen, die ausschlaggebend für die folgenden Schritte sind.

Sollten Sie sich nicht genauer sicher sein, wie Sie diese Emotionen in Ihrem Körper wahrnehmen können, verbinden Sie sich zunächst mit einer Erinnerung aus der Vergangenheit, in der Sie dieses Gefühl schon einmal erleben durften.

Haben Sie das wohlige Kribbeln im Körper erst einmal entdeckt, wird es von Mal zu Mal leichter, sich im Prozess der Quantenheilung damit zu verbinden.

Als letztes ist es Ihre Aufgabe, aus den vielen, schon im Quantenfeld vorhandenen Möglichkeiten Ihrer Zukunft genau diejenige

zu visualisieren, die Ihrer Heilung dienlich sein wird.
Malen Sie sich vor Ihrem inneren Auge ein Bild von sich selbst, wie sie losgelöst von Ihrer Beschwerde leben werden.
Verbinden Sie diese Bilder mit einer Gegebenheit, für die Ihr Herz wirklich schlägt.

Die 2 Punkt Welle

Nachdem Sie sich mental darauf vorbereitet haben, ist es nun wichtig, den ersten Punkt der 2 Punkt Methode festzulegen.

Dieser erste Punkt ist immens wichtig, da er das tief in unserem Herzen beißende Thema repräsentiert.

Machen Sie sich in jedem Fall die Mühe, sowohl in der Selbst- als auch in Fremdanwendung, dieses Thema wahrhaftig zu ergründen.

Ist es wirklich nur der Rückenschmerz oder sind es die viel zu schweren Herausforderungen, die Ihnen Ihr Partner auf die Schultern legt?

Haben Sie die wahre Intention hinter Ihrer Erkrankung oder der Problematik ergründen können, legen Sie nun die Hand oder wie in der Originalanwendung 2 Finger, auf die Stelle Ihres Körpers die Heilung bedarf.

Es besteht auch die Möglichkeit, die Hand so lange über den Körper gleiten zu lassen, bis sie

quasi magisch von einem Punkt angezogen wird.
Dieser Punkt steht für Ihr Thema.
Mit einem Teil Ihres Bewusstseins bleiben Sie jetzt aufmerksam bei diesem Punkt.
Lassen Sie nun Ihr Thema los.
Lassen Sie die Erkrankung los.
Lassen Sie das eine Bild, das sich auch Ihren Gedanken durch Ihren Körper manifestiert hat, los und geben Sie dem Universum den Raum, eine neue Wirklichkeit zu schaffen.
Nun greifen Sie zurück, auf die Vorstellung, die Sie sich in Ihrem Bewusstseinsdreieck erschaffen haben.
Stellen Sie sich nun Ihre Intention, die Emotion und auch die in der Zukunft schon existierende Vision Ihres geheilten Selbst ganz genau vor.
Sehen Sie es.
Spüren Sie es.
Erleben Sie es.
Jetzt.
Atme anschließend tief ein und wieder aus.

Mit dem Ausatmen suchen Sie mit der rechten Hand den zweiten Punkt.

Entweder haben Sie sich diesen Punkt schon im Voraus bewusst erwählt oder spüren wieder intuitiv in diesem Moment in sich hinein und vertrauen Ihrer inneren Führung.

Bleiben Sie nun dort an diesem Punkt.

Versetzen Sie sich nun in einen gedanklich neutralen Zustand.

Nutzen Sie die Meditation, um im Gewahrsein zu bleiben.

Nehmen Sie die Position Ihrer beiden Hände wahr.

Dies wird Ihnen dabei helfen im
„Hier und Jetzt" das volle Gewahrsein nutzen zu können.

Spüren Sie die Veränderung genau jetzt.

Ganz egal wie subtil sie vielleicht sein mag.

Es ist wichtig, dass Sie diese Vorstellung zulassen und weiterhin in dem Zustand der Neutralität gewahr bleiben.

Je länger Sie in diesem Zustand gewahr bleiben können, desto nachhaltiger wird diese Veränderung bleiben.
Wiederholen Sie dieses Vorgehen gerne so oft, bis Sie mit Ihrer Aufmerksamkeit und der Veränderung an Ihrem Körper einverstanden sind.

4. **Die Emotion "Mangel"**

Sollten Sie wahrnehmen, dass Sie das Gewahrsein nicht mehr halten können, beenden Sie die Übung.
Es ist wichtig, sich nicht in die Emotion des Mangels hineinziehen zu lassen.
Nach der ersten Anwendung ist eine gute Zeit, um tief in den eigenen Körper hinein zu lauschen und sich darüber bewusst zu werden, dass es so etwas wie einen "Mangel" im Universum nicht gibt.
Spüren Sie, dass alles, was Sie sich für Ihr Leben wünschen, bereits vorhanden und im Quantenfeld jederzeit für Sie abrufbar ist.

Fühlen Sie sich erfüllt und dankbar für die zahlreichen Möglichkeiten, die Möglichkeit, heilen zu dürfen und wieder zurück in den natürlichen Zustand der Ordnung und Kohärenz zu gelangen.

5. Überzeugungen und Glaubenssätze – Lernen und Übernehmen

Bedenken Sie bei der Anwendung der Methode immer, dass das, was Sie bisher von der Welt geglaubt haben genauer gesagt von Ihren Lehrern und Eltern beigebracht bekommen haben, immer nur eine Vision von vielen Möglichkeiten ist.

Eine jahrelang antrainierte Überzeugung ist zum Beispiel, das es lange dauert, bis eine Krankheit ausgeheilt ist.

Es wurde uns von Geburt an bewusst gemacht, dass unser Körper nicht dazu in der Lage ist, gewisse Differenzen in seinem System wieder auszugleichen.

Machen Sie sich bewusst, dass dies nicht stimmt.

Diese Ansicht der Welt ist lediglich zum Paradigma geworden, weil 80 % der Menschen an dieses Weltbild glauben.

Es ist durchaus nicht leicht, sich von diesen Glaubenssätzen zu lösen, allerdings sollten Sie den Versuch nicht scheuen, einen anderen Weg als der Rest der Menschheit einzuschlagen.

6. Die Anwendung mit einem Partner

Wenn Sie die Methode der Quantenheilung an sich selbst kennengelernt und praktiziert haben, ist es in jedem Fall einen Versuch wert, sie auch an einem Ihnen nahestehenden Menschen zu praktizieren.

Allerdings erfordert dies noch mehr Aufmerksamkeit und Gewahrsein in der Methode Ihrerseits als bei der Selbstanwendung.

Der Ablauf ist wie oben beschrieben gleich.

Es ist wichtig, dass wenn Sie die Anwendung im Stehen durchführen, jemand Drittes mit im Raum ist, die Ihren Partner stützen kann, falls ihn im Moment der "Punkt Welle" die Kraft verlassen wird.

Erklären Sie Ihrem Partner genau, über welches Thema er sich bewusst werden soll, wie er sich in das Bewusstseinsdreieck begibt, und beginnen Sie dann ihn durch die 2 Punkt Welle zu leiten.

Bleiben Sie dabei stets achtsam und lassen Sie sich Zeit.

Wichtige Tipps für den Beginn

Hier noch ein paar Hinweise, die Ihnen in der praktischen Anwendung im Alltag zu Beginn weiterhelfen können:

1. Je genauer Sie das Thema definieren können, das Sie belastet, desto effektiver kann die Veränderung im Quantenfeld für Sie wirken. Bevor Sie in der 2 Punkt Methode den Anker mit der linken Hand auf dem Problemfeld setzen, müssen Sie für sich ganz genau definieren können, welches Thema in diesem Fall mit dem Anker repräsentiert werden soll. Denken Sie immer daran, negative Formulierungen zu vermeiden.

2. Der Atem kann Ihnen als Schlüssel zum Erfolg dienen.
   Durch gezieltes Einatmen und konzentriertes Ausatmen kann der Welleneffekt während der Anwendung der 2 Punkt Methode vor allem am Anfang intensiviert und erleichtert werden.
   Hierbei geht es quasi darum, die mit der Erkrankung verbundenen Gefühle und Belastungen bewusst entweichen zu lassen und Raum für die neue Energie zu schaffen.

3. Sollten Sie sich noch unsicher sein, die Methode praktisch anwenden zu können, dann suchen Sie sich Hilfe bei einem erfahrenen Quantenheiler.
   Am besten lernt man, wenn man die Technik einmal am eigenen Körper über eine externe Hilfe erspüren konnte.

4. Bleiben Sie im Alltag achtsam.

Quantenheilung ist eine Methode, die natürlich in dem für Sie vorgesehenen Raum praktiziert werden kann, allerdings sollte man vor allem im Alltag darauf achten, dass man durch das eingefahrene Denken nicht immer wieder neue destruktive Muster entstehen lässt, die es später aufzulösen gilt.
Achten Sie daher, vor allem zu Beginn Ihrer Quantenreise darauf, wie sich Ihre Gedanken im Alltag verhalten und bleiben Sie bewusst im Energiefeld Ihres Herzens.

Stolpersteine, die Ihrer Quantenheilung im Weg stehen

Wenn Sie die Quantenheilung nutzen möchten, um Ihre Ziele zu erreichen und Ihre Gesundheit wieder zurückzuerlangen, sollten Sie voller Gewahrsein auf diesem Weg durch Ihr Leben schreiten.
Um Sie vor einem Irrweg zu bewahren, habe ich hier die wichtigsten Stolpersteine für Ihre Praxis kurz und übersichtlich zusammengefasst.

1. Die Macht des Zweifelns
   In unserem turbulenten Alltag vergessen wir oft, was wir wirklich sind.
   Wir vergessen einfach, dass wir der Schöpfer unserer Realität sind und es ganz allein in der Hand haben, ob es uns gut oder schlecht geht.
   Denn eins haben Sie in diesem Buch in jedem Fall gelernt:
   Sie sind Energie!

Das Universum reagiert auf Ihre energetische Ausstrahlung und schickt Ihnen genau das in Ihr Umfeld, was Sie ausstrahlen.
Aus diesem Grund fragen Sie sich bitte immer, wenn es in Ihrem Leben wieder einmal bergab läuft: Was strahle ich gerade aus?
Letztendlich sind wir nichts anderes als eine Radiostation, die auf eine bestimmte Frequenz eingestellt ist.
Welchen Sender haben Sie am Morgen nach dem Aufstehen eingestellt?

2. Zur richtigen Zeit

Affirmationen und Quantenpraxis sind wunderbare Tools, um sich eine eigene Realität zu kreieren.
Doch leider neigen wir Menschen dazu, diese Tools genau und erst dann anzuwenden, wenn uns etwas fehlt, wenn das von uns Gewünschte noch nicht da ist.
Das Problem daran ist Folgendes:

Praktizieren wir aus einem Mangel heraus, bauen wir das energetische Feld des Mangels um uns herum auf und ziehen genau das an.
Gerade am Anfang passiert dieser Fehler nur zu oft.
Je geübter man wird, desto leichter wird es Ihnen fallen, sich auch über das Gefühl der Leere hinaus in einen Zustand der Fülle zu bewegen.
Dennoch sollten Sie darauf achten, dass Sie vor allem immer dann in die Quantenpraxis gehen, wenn Sie in Ihrer vollen Kraft stehen.

3. Die Opferrolle einnehmen

Zu oft lassen wir uns noch von den Geschehnissen im Außen die tagtäglich auf uns einprasseln in den Stressmodus versetzen.
Dieser Stressmodus sorgt dafür, dass wir unsere Schöpferkraft verlieren.
Überlegen Sie sich, bevor Sie sich ärgern, wie wichtig das, was Sie in diesem Moment in Rage zu bringen scheint noch in 5 Wochen oder gar Jahren sein wird?

Je unabhängiger Sie von den äußeren Umständen werden, desto kraftvoller wird sich Ihre Quantenheilung entwickeln.

4. Der aktive Verstand

Heilung geschieht mit der Kraft des Herzens.
Wenn Sie in der 2 Punkt Methode den Anker suchen, welcher Heilung bedarf, ist es wichtig, dass Sie Ihr Herz sprechen lassen.
In der Regel meldet sich zuerst der Verstand mit allem, was ihm derzeit nicht in den Kram passt.
Oft sitzt die wahre Herzenswunde tiefer, als uns unser Verstand glauben lässt.
Daher sollten Sie sich regelmäßig die Zeit nehmen, Ihrem Verstand eine Pause zu gönnen und aktiv in die Frequenz Ihres Herzens hineinzulauschen.

5. Auf ein Wunder hoffen

Natürlich wird uns durch die zahlreichen Sofortheilungen suggeriert, dass wir unser Leid von jetzt auf gleich loswerden können.

Das kann natürlich auch der Fall sein.

Allerdings kann es auch einfach seine Zeit brauchen.

Wichtig ist, dass Sie neben der geistigen Praxis auch ins Handeln kommen.

Um Quantenheilung erfolgreich anzuwenden, ist es wichtig, dass Sie Ihr Denken, Fühlen und Handeln verändern!

Vor allem Letzteres wird häufig unter den Tisch gekehrt und als nicht unbedingt notwendig empfunden.

6. Das Universum kennt kein "Nein."

   Achten Sie immer darauf, dass Sie Ihre Intention klar deutlich und positiv formulieren!

   "Ich möchte nicht mehr krank sein" ist eine sehr schlechte Formulierung, um Ihren Wunsch vom morphogenetischen Feld realisiert zu bekommen.

   Denn dieses versteht nur ein: "Ich möchte krank sein".

Machen Sie sich diesen Umstand immer wieder bewusst und beachten Sie ihn, während Sie Ihren Anker setzen.

7. Die Veränderung ist schon geschehen
Häufig ist es so, dass wir uns das Ziel zwar vorstellen können, aber es ausschließlich in der Zukunft sehen.
Leider bleibt das Ziel jedoch mit dieser Form der Visualisierung genau dort, wo Sie es derzeit sehen: in der Zukunft.
Sie müssen im Hier und Jetzt leben, als hätte sich Ihr Wunsch bereits erfüllt.
Konzentrieren Sie sich dafür auf das Gefühl, welches hinter Ihrem Wunsch steckt.
Wenn es sich um Gesundheit handeln sollte, fragen Sie sich, was Sie jetzt in diesem Moment tun können, um sich ein kleines bisschen gesunder zu fühlen.
Das morphogenetische Feld wird Ihnen aufgrund Ihrer veränderten Schwingungsfrequenz mit eben dieser Frequenz antworten und dafür sorgen, dass

Sie in diesem Fall noch mehr Gesundheit in Ihr Leben ziehen.

Das Wichtigste auf einen Blick

Herzlichen Glückwunsch!
Sie sind offiziell ein Teil der Welt unserer Quanten und haben mit dem aktiven Aneignen der unterschiedlichen Methoden der Quantenheilung einen unfassbar großen Schritt in die von Ihnen ersehnte, gesunde und glückliche Zukunft gemacht.
Ich würde fast vermuten, dass Ihr Kopf durch das ganze neue Wissen ordentlich am Rauchen ist und es hilfreich sein könnte, die wichtigsten Fakten zum Thema Quantenheilung noch einmal auf

einen Blick kurz und knackig präsentiert zu bekommen.

In den folgenden Absätzen finden Sie daher eine kurze Zusammenfassung über das grundlegende Know-how, das Sie im besten Fall täglich anwenden, an Freunde und Bekannte weitergeben und dafür nutzen auch Ihren Liebsten eine Prise Gesundheit und Freude ins Leben zu zaubern.

Falls Sie sich fragen sollten, mit welcher Methode Sie am besten in die Praxis der Quantenheilung einsteigen sollten, möchte ich Ihnen den Rat mit auf den Weg geben, die Methode zu wählen, die Ihnen am meisten zusagt.
Jede hat Ihre ganz eine Wirkung auf den Körper und je nach dem Grad der spirituellen Zuwendung dem Leben gegenüber, kommt der eine besser mit der eher physischen und klassischen 2 Punkt Methode nach Kinslow zurecht, der andere möchte den Geist mehr integrieren und wählt somit für sich eine der weiterentwickelten Methoden.

Die effektivste Variante, ist meiner Erfahrung nach, die Matrix-Awareness-Methode, da in diesem Bereich eine starke Emotion sowie Vision der Zukunft mit der 2 Punkt Methode verbunden wird.

Wollen Sie nachhaltig etwas an Ihrer Gesundheit bewirken, wäre dies wohl die Variante, mit der Sie sich am ehesten auseinandersetzen sollten.

1. *Quanten stellen die kleinste zelluläre Struktur unseres Universums dar.*
   Sie sind Teilchen als auch Welle zugleich.
   Sobald man sie direkt fokussiert, verschwimmt das Bild von Ihnen unter dem Mikroskop.

2. *Alles ist Energie.*
   Unsere Zellen sind auf einer bestimmten Frequenz schwingende Strukturen.

Um sich herum erzeugt diese Schwingung eine eigene energetische Matrix, auch als morphogenetisches Feld bezeichnet.

3. *Ihre Gedanken erzeugen Ihre Realität.*

   Wenn alles in unserem Kosmos Schwingung ist, dann gehören unsere Gedanken auch dazu.

   Die Frequenz unserer Gedanken bestimmt, was wir in unserer äußeren Realität erschaffen.

   Ein ganz simples Beispiel kann dies verdeutlichen: Erwarten Sie nach dem Aufwachen, heute sei ein schöner Tag, wird Ihnen dies vom Universum bestätigt.

   Erwachen Sie mit der Grundhaltung, dass der kommende Tag geprägt sei von Anstrengung und Arbeit, wird auch dies genauso eintreten.

4. *Gleiches zieht Gleiches an.*

   Wollen Sie glückliche Momente erleben?

   Dann sein Sie glücklich.

   Wollen Sie erfolgreich sein?

   Dann leben Sie so, als hätte sich der Erfolg in Ihrem Leben schon eingestellt.

Wollen Sie genervte Gesichter in der Stadt an Ihnen vorbeilaufen sehen?
Dann schauen Sie selbst genervt.

5. *Heilung geschieht in der Ur-Matrix.*
Es gibt diesen leeren Raum zwischen all unseren wild umher jagenden Gedanken.
Dieser Raum wird auch als die Ur-Matrix bezeichnet und ist der Ort des Quantenfeldes.
Der Ort, an dem alles möglich ist und der Ort, an dem die gesunde und glückliche Version Ihres aus dem Gleichgewicht geratenen selbst schon vorhanden ist.
Sie selbst oder der Quantenheiler öffnen quasi nur das Tor zu diesem weiten Feld, das in der Regel durch unseren Verstand blockiert wurde.

6. *Meditation als maßgebende Hilfe.*
Wenn wir von Heilung sprechen, ist das Beruhigen unseres geistigen Unwetters das A&O.
Nicht ohne Grund wird die Meditation schon seit mehreren Jahrtausenden als Mittel zum Öffnen eines heilsamen Raum-Zeit-Kontinuums genutzt.

Meditation ist dazu in der Lage unsere Zellfrequenz zu erhöhen und verstimmte Schwingungen an diese positive Schwingung anzugleichen.

7. *Positive und destruktive Frequenzen.*

Jede Emotion hat eine unterschiedliche Schwingungsfrequenz.

Negative Emotionen und Gedanken, aber auch Krankheiten schwingen auf einer niedrigen Frequenz und sorgen dafür, dass unsere Energiekanäle blockieren oder ein Energiestau entsteht.

So sind Krankheiten dazu in der Lage sich zu manifestieren.

Positive Emotionen und Gedanken haben eine hohe Schwingungsfrequenz und bewirken somit logischerweise das Gegenteil.

8. Die wichtigsten Methoden der Quantenheilung:
   1. Die 2 Punkt Methode nach Bartlett – die Basis aller Methoden

2. Die Quantum-Entrainment-Methode nach Kinslow – aufbauend auf die 2 Punkt Methode
3. Die Ur-Matrix-Methode – die Überschreibung der degenerativ veränderten Ur-Matrix
4. Die Matrix-Awareness-Methode – Aktivierung der Herzenergie mithilfe des Geistes
5. Die 5-A-Methode – eine feine Methode für den alltäglichen Gebrauch

Es ist wichtig für Sie noch einmal zu verinnerlichen, dass die Quantenheilung vor allem dann nachhaltig funktioniert, wenn Sie dazu bereit sind, über Ihren eigenen Tellerrand hinauszuschauen.

Die Welt ist das was Sie daraus machen.

Erlauben Sie es sich, genau diesen im ersten Moment absurden Gedanken in sich zuzulassen.

Die Basis der Quantenheilung beginnt tief in Ihnen selbst.

Mit der Bereitschaft, Ihr Leben radikal auf den Kopf zu stellen, um endlich Glück, Gesundheit und Liebe in Ihrem energetischen Feld zu erzeugen, was somit dafür sorgen wird, dass mehr von dieser, von Ihnen selbst erschaffenen Frequenz den Weg in Ihr Leben findet.

Das Leben im Hier und Jetzt

Machen Sie es sich immer wieder bewusst, dass ein Leben in der Vergangenheit geschweige denn in der Zukunft einen Sinn macht.
Befreien Sie sich von den Glaubenssätzen, Normen und Werten, die man Ihnen seit Kindestagen an beigebracht hat.
Es hat absolut keinen Sinn, mit den Gedanken in der Vergangenheit zu schweben und aus dieser vergangenen Zeit und den vergangenen Situationen Rückschlüsse auf das Hier und Jetzt zu ziehen.
Auch wenn in unserer heutigen Gesellschaft der Glaubenssatz:

"Das war schon immer so und das wird auch so bleiben!"

mehr und mehr an Kraft gewonnen hat, bedeutet das mit dem Wissen, das Sie sich mithilfe dieses Buches angeeignet haben, noch lange nicht, dass sich diese absolut hirnrissige Lebenseinstellung bewahrheiten wird.

Auch die Sorge über das, was morgen geschehen könnte, bringt Sie in Ihrer spirituellen Entwicklung aber auch in der rein alltäglichen kein Stück vorwärts.

Denken Sie immer daran:

Wenn Sie sich heute nur ausgiebig genug eine Vorstellung darüber zurechtbasteln, wie katastrophal Ihr morgiger Tag verlaufen wird, haben Sie eine 100 % Chance, dass Ihnen das Universum diese Bestellung dankend am nächsten Morgen mit einer roten Schleife direkt vor die Haustür liefern wird.

Eine lang anhaltende Veränderung Ihres jetzigen Zustandes werden Sie nur erreichen, wenn Sie damit beginnen, so oft wie nur möglich Ihr ganzes Gewahrsein auf das Hier und Jetzt zu fokussieren.

Damit erschaffen Sie die in diesem Buch ganz zu Beginn schon einmal erwähnte Blaupause.

In dieser Blaupause wird Ihre freie Energie anschließend für Sie arbeiten.

Dr. Yoshio Nakamura

Sie müssen sich nur darauf konzentrieren mit Ihren Gedanken weder in der Vergangenheit noch in der Zukunft umherzujagen.

Ihr persönlicher Weg der Quantenheilung

Nun haben Sie zwar einige Methoden mit an die Hand bekommen, die Ihnen genau erklären, wie Sie das morphogenetische Feld in Ihnen aktivieren können, dennoch kommen Sie nicht drum herum, Ihren ganz eigenen und persönlichen Weg der Heilung zu finden.

Das aktive Anwenden des Wissens um die Methoden der Quantenheilung bringen Sie natürlich in jedem Fall einen gigantischen Schritt in die von Ihnen ersehnte heilsame Richtung.

Sollten Sie aber daran arbeiten wollen, auch die nächsten 50 Jahre noch gesund und munter über eine Blumenwiese zu laufen, dann lege ich Ihnen hier noch einmal abschließend ans Herz, Ihren gesamten Lebensstil ganz nach Ihren eigenen Vorlieben umzugestalten.

1. Was will ich wirklich?

Die von mir liebevoll bezeichnete Psychohygiene steht in diesem Fall mit an erster Stelle.

Neben dem Praktizieren der Quantenheilungsmethoden ist es wichtig, dass Sie sich fragen, was Sie wirklich vom Leben wollen.

Und hiermit meine ich wirklich Sie.

Nicht Ihre Familie, nicht Ihren Partner und auch nicht Ihren Chef.

Nehmen Sie sich die Zeit und horchen Sie, vielleicht während einer Meditation, ganz tief in sich hinein. Wofür schlägt Ihr Herz?

Was wollten Sie schon immer einmal erlebt haben?

Wie wünschen Sie sich Ihren Körper?

Wie würde es aussehen, wenn Sie schon gesund wären und das in Ihrem Leben erschaffen hätten, das Sie wirklich gerne erreichen würden?

Stellen Sie sich diese Fragen fernab jeglicher momentan in Ihrem Verstand vorhandenen Möglichkeiten.

Vergessen Sie nicht:

Alles ist möglich!

Sie erschaffen mit Ihren Gedanken Ihre Realität. Also warum dann nicht bitte direkt an das denken, was man sich im Leben wirklich wünscht, anstatt mit den Gedanken in einer Vergangenheit zu hängen, an der sich sowieso nichts mehr ändern lässt?

2. Was tut meinem Körper gut?
   Achten Sie darauf, womit Sie Ihren Körper nähren.
   Es gibt Lebensmittel, die für einen sogenannten "Brain Fog", auf Deutsch Hirnnebel, sorgen.
   Vergleichen Sie es mit dem Zustand in den Sie automatisch geraten, wenn Sie zu lang am PC gesessen haben und sich müde und benebelt fühlen.
   Dieser Nebel sorgt dafür, dass Ihre Mundwinkel nach unten zeigen und Ihr gesamter Körper Ihrem Gehirn das Signal gibt:
   "Achtung, wir haben keine Lust mehr zu leben".
   Auch die Wahl unserer "Lebens" mittel, kann wie schon erwähnt dafür sorgen, dass wir uns benebelt fühlen.

Zunächst kann es uns ganz direkt auf physischer Ebene ermüden, wenn wir z. B. viel tierisches Eiweiß zu uns nehmen, aber auch Alkohol oder ein Übermaß an Koffein konsumieren.

Aber auch Zucker sowie zuckerhaltige Getränke sorgen dafür, dass unser gesamtes physisches System auf Hochtouren arbeiten muss, um uns dauerhaft zu entgiften.

Auf energetischer Ebene betrachtet kann man sich für einen kurzen Moment der Tatsache zuwenden, dass wir kurz gesagt mit jedem toten Tier auch dessen Energie der Angst und Panik aufnehmen, die es gefühlt haben muss, als es dem Ende zu ging.

Wenn Sie dieses Buch wirklich gelesen haben, können Sie den von mir eben erwähnten Fakt nicht mehr von der Hand weisen.

Denn wie Sie gelernt haben, ist ALLES im Universum Energie.

Und es gibt einen kaum direkteren Weg, als eine so destruktive Energie in uns aufzunehmen als über die Nahrungsmittel, die wir uns tagtäglich zuführen.

Denken Sie also gerne einen Moment darüber nach, was Sie Ihrem Körper tagtäglich zuführen, wie Sie sich dabei fühlen und welche Lebensmittel Sie sich des Öfteren gönnen sollten, weil Sie dafür sorgen, dass Sie sich leicht und beschwingt durch den Tag bewegen.
In der Regel handelt es sich hierbei um Obst, Gemüse, Hülsenfrüchte, Nüsse und Vollkorngetreide aber auch Fleisch aus biologischer Haltung im geringen Maß.

3. Wir wurden geboren, um uns zu bewegen!
Laufen Sie auch brav Ihre 10.000 Schritte am Tag? Die Hälfte der Weltbevölkerung wird hier wahrscheinlich mit einem Nein antworten müssen.
Für unser körperliches System ist es vorgesehen, dass alles in einem stetigen Fluss ist.
Sowohl das Blut als auch die Lymphe und die Atmung sind dafür ausgelegt, einem kontinuierlichen fließenden System zu folgen, was dafür sorgt, dass wir am Leben bleiben.

Was passiert nun, wenn eins dieser Systeme ins Stocken gerät?

Es manifestieren sich Krankheiten jedweder Form. Auch wenn unsere Gedanken sich immer wieder um das gleiche Thema drehen und nicht mehr im Fluss des Lebens weiterziehen können, entwickeln sich sowohl krankhafte Veränderungen der Psyche aber auch der Materie im Innen wie im Außen.

Auch unser Chi – die uns allen innewohnende Lebensenergie – folgt mit Ihrem Meridiansystem fest vorgesehenen und perfekt auf den individuellen Körper abgestimmten Fluss.

Was passiert also nun, wenn wir morgens aus dem Bett, ins Auto, auf den Bürostuhl, in die Kantine, ins Auto und anschließend wieder ins Bett wandern?

Unser gesamtes System wird erst langsamer, bis es irgendwann aufhört zu fließen.

Unsere Muskulatur ist der Motor unserer Zellen und somit zu einem Großteil dafür verantwortlich, dass ein Zusammenspiel aller Zellvorgänge in geregelten Bahnen fließt.

Sorgen Sie also dafür, dass Sie eine Form der Bewegung finden, die Ihnen guttun und die Sie gerne mindestens 3-mal in der Woche praktizieren.

4. Finden Sie Ihren Frieden in sich selbst!

Nehmen Sie sich einmal am Tag Zeit, in die Stille zu gehen.

Praktizieren Sie Meditation ebenso regelmäßig, wie Sie Ihr Mittagessen zu sich nehmen.

Meditation ist die Nahrung für den Geist und wie Sie gelernt haben, kann Heilung nur in dem stillen Raum zwischen Ihren diffusen Gedanken vonstattengehen.

Daher sollte es eines unserer höchsten Anliegen sein, diese Ruhe so oft wie möglich in unserem Geist entstehen zu lassen.

Zu Beginn ist es mit Sicherheit hilfreich, wenn Sie sich bewusst die Zeit nehmen und in einer sitzenden oder liegenden Position mithilfe eines Timers oder einer geführten Meditation für einen gewissen Zeitraum zur Ruhe finden.

Je mehr Übung Sie darin erlangen, den stürmischen Ozean in Ihrem Geist zu beruhigen, desto einfacher wird es für Sie sein, Meditation auch in Ihren aktiven Alltag mit zu integrieren.
Letztendlich kann alles zu einer Meditation werden, wenn Sie sich selbst und Ihren Geist nur achtsam genug durch den Tag begleiten.
Von der bewussten Wahrnehmung des Zähneputzens über das Autofahren mit vollem Bewusstsein aber auch das Abspülen von Geschirr kann zu einem Prozess des geistigen Erwachens werden, wenn Sie sich darum bemühen, mit Ihren Gedanken nicht immer in die Vergangenheit oder das nächste anstehende Projekt abzuschweifen.

Die wichtigsten Leitsätze für den Geist

Nur als kleiner Tipp am Ende dieses Buchs möchte ich Ihnen mit auf den Weg geben, dass es durchaus eine Idee sein könnte, sich die wichtigsten Leitsätze auf ein Stück Papier oder ein Post-it zu schreiben und sie in der Wohnung zu verteilen.

Unser Verstand ist äußerst hartnäckig, wenn es darum geht, die alten und lieb gewonnenen, bequemen Glaubenssätze weiterhin mit voller Macht aufrechtzuerhalten.

Machen Sie sich darauf gefasst, dass er Sie immer wieder in Ihre alten Verhaltensmuster zurücktreiben möchte.

Laufen Sie dann zufällig an Ihren Spiegel vorbei, auf dem Ihnen ein leuchtendes Post-it mit der Aufschrift:

"Ich bin der Schöpfer meiner Realität!"

entgegenstrahlt, hat der kleine Übeltäter kaum noch eine Chance und Sie schaffen es, aus dem gewohnten und destruktiven Gedankenfessel auszusteigen.

Notieren Sie sich dafür die für Sie persönlich am wichtigsten scheinenden Sätze, legen Sie sich vielleicht einen davon in die Geldbörse oder in jede Hosentasche, die Sie besitzen und sorgen Sie dafür, dass es Ihnen leichter fällt, sich zu der vollkommen neuen und gesunden Version Ihres selbst zu entwickeln.

Das Glück liegt in Ihren Gedanken

Nun, am Ende dieses Buches angekommen hoffe ich, dass ich Ihnen mit diesem Buch Wissen mit auf dem Weg geben konnte, das Ihnen in Ihrem ganz persönlichen Heilungsprozess weiterhilft und Ihnen Hoffnung schenkt, dass es möglicherweise doch einen Weg gibt.
Fernab der Schulmedizin und dem üblichen Schema F, nachdem jemand mit Ihrer Erkrankung oder Ihrem seelischen Leiden angeblich Leben muss.
Der positive Einfluss um das Wissen der Quantenheilung ist erstaunenswert und sollte

Ihnen die Kraft geben, auch diesen Weg der Genesung aktiv in Ihren Alltag zu integrieren.

Da auch ich mich in diesem Bereich stetig weiterbilde und mein Wissen auch in Zukunft mit Ihnen teilen möchte, freue ich mich immer über den persönlichen Austausch mit meinen Lesern.
Sollten Sie also, nach dem Lesen dieser Lektüre, weitere Fragen auf dem Herzen haben, dürfen Sie mich gerne jederzeit kontaktieren.
Des Weiteren freue ich mich über jegliche Form des Feedbacks in Bezug auf die Gestaltung des Buches sowie des Inhalts.

Getreu dem Motto: "Tu Gutes und sprich darüber" würde ich mich natürlich auch darüber freuen, wenn wir so viele Menschen wie nur möglich mit in die Arche Noah der Quantenheilung einladen könnten.
Somit würde ich mich freuen, wenn Sie Ihr Feedback ebenso mit vielen anderen Menschen auf Amazon und Co. Teilen würden.

Ich bedanke mich mit jedem Quant meines physischen Seins bei Ihnen dafür, dass Sie sich von mir in diese ganz besondere Welt haben entführen lassen.

Somit wünsche ich Ihnen viel Erfolg bei der praktischen Umsetzung und freue mich, Ihre Erlebnisberichte zu erhalten!

QUANTENHEILUNG

1. Auflage

Kontakt: PETO Trading GmbH,

Köhlstraße 10b,

50827 Köln,

Deutschland

Covergestaltung: Fiverr: Sam_designs1

Coverfoto: https://www.shutterstock.com/de/image-illustration/beautiful-flower-life-nature-new-age-645682252

Printed in Poland
by Amazon Fulfillment
Poland Sp. z o.o., Wrocław

94474606R00125